心理健康与癌症防治

徐韶旻 姚红梅 著

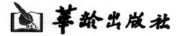

华龄出版社

责任编辑：潘笑竹 高雅婧

特约编辑：唐 麒

封面设计：朱嘉诚

责任印制：李未圻

图书在版编目（CIP）数据

心理健康与癌症防治 / 徐韶旻，姚红梅著. —北京：
华龄出版社，2015.6

ISBN 978-7-5169-0578-4

Ⅰ.①心… Ⅱ.①徐…②姚… Ⅲ.①癌—病人—心
理疏导 Ⅳ.①R395.6

中国版本图书馆 CIP 数据核字（2015）第 116147 号

书　　名：心理健康与癌症防治

作　　者：徐韶旻　姚红梅 著

出版发行：华龄出版社

经　　销：全国新华书店

印　　刷：无锡童文印刷厂

版　　次：2015 年 6 月第 1 版　　2015 年 6 月第 1 次印刷

开　　本：880×1230　1/32　　印　张：6.25

字　　数：134 千字

定　　价：19.80 元

地　　址：北京西城区鼓楼西大街 41 号　　邮编：100009

电　　话：84044445（发行部）　　传真：84039173

网　　址：http://www.hualingpress.com

序言一

迄今为止，癌症仍是世界上最严重的公共健康问题之一。世界卫生组织近期发布的《2014全球癌症报告》中指出，中国每年新增癌症病例307万，占世界总量的21.9%，癌症发病率接近世界水平，患癌症死亡人数则达220万人，占世界总量的26.8%。近些年美国肿瘤患者5年生存率在60%至70%之间，而我国肿瘤患者5年生存率仅在30%左右，一个重要原因是我国癌症发现较多处于中晚期，而人们对癌症往往充满恐惧，这种恐惧的危害甚至超过癌症本身。经济的发展带来了环境污染和不良的生活方式，再加上快速的人口老龄化，所有这些因素叠加在一起，使我国在未来10年，将迎来一个癌症持续高发的时期，我国正面临一场应对癌症的战争，抗癌之路必将漫长而崎岖。

世界卫生组织提出：1/3的癌症是可以预防的，1/3的癌症是可以通过早发现、早诊断、早治疗治愈的，1/3的癌症是可以通过各种治疗来改善生活质量、延长生命的。2015年"世界癌症日"的主题是"癌症防控目标，实现并不遥远"，主要包括四方面内容：一是倡导健康的生活方式；二是注重早期发现，定期进行健康体检；三是使所有癌症患者都能得到有效治疗；四是最大限度提高生存质量，不仅要活下来，还要活得好。美国哥伦比亚大学医学中心癌症研究员悉达多·穆克吉在其新作《众病之王：癌症传》里，花了整整一章的篇幅来阐述"预防就是治疗"的道理。癌症预防已经成为全球范围内重点医学课题。

癌症的发生是一个长期渐进、受复杂因素综合作用的过程。在被确诊为癌症前的十几年乃至几十年，细胞的基因改变已经开始。目前发现的引发癌症的原因有很多种，可以分为外因和内因两大类。外因主要有生物、化学、物理、营养等因素，内因主要有遗传、内分泌、免疫、心理等因素。无论是癌症的发生还是进一步发展，都与心理因素密切相关，并在某些情况下受到心理因素的极大推动。所以要战胜癌症，除了及时筛查和及时治疗，也要了解癌症预防、治疗、康复等不同阶段心理因素的影响作用以及可能出现的心理问题，还要进一步了解如何更好地进行心理预防和心理干预。目前医学界对于癌症的认识也正处在探索阶段，已出版的癌症心理相关书籍中，很少全面地整合到这些内容。本书从心理因素与癌症的关系与预防癌症的心理维护方法，治疗期患者的心理状态和影响治疗的心理因素与治疗期心理干预和辅助心理治疗方法，康复期患者的心理状态和影响康复的心理因素与从情绪、思维、生命三个层面推动癌症心理康复的方法，患者家属在患者确诊、治疗、康复过程中对患者的心理维护与患者家属自身的心理维护，以及癌症患者的临终关怀问题，系统地对影响癌症发生发展整个过程中的相关心理因素进行了详细而全面的阐述和说明，并提供了行之有效的方法。这对于帮助广大患者和社会大众进一步深入对癌症防治的科学认识，更有效地做好癌症患者的康复工作和全社会的癌症防控工作具有重要意义。本书对于健康人群是"防癌心理科普书"，对于癌症患者是"抗癌心理自救书"，对于癌症患者家属和心理咨询师是"护航心理援助书"，对于医务工作者则是"治癌心理护理书"，值得推荐。

癌症虽然是一种威胁人类生命的疾病，但也是一种可以预防、可以治疗的慢性病。在癌症的治疗和康复中必须勇往直前、乐观面对，从积极的角度来看，这也是一次可以重新认识自己、发现生命意义的机会。没有人知道我们还有多少时间，但只要我们积极主动去做了，就一定会受益。中华民族伟大复兴的中国梦是目标明确、切实可行、求真务实、奋斗之梦；健康梦是我们每个个体实现梦想的基础，我们同样要努力实现自己的健康梦，让自己活得更有目标，更有意义。不论时间还有多少，我们都要拥抱爱，拥抱希望，给人生一个完满的、有尊严的结局。

中国抗癌协会癌症康复工作委员会

主任委员 史安利

2015年3月

序言二

    一本好书，是人们的良师益友，它能让人明白很多道理，获得很多有价值的信息，让人在生活和实践中少走弯路，走向阳光。

    作为一名备受癌症折磨、在生死线上顽强抗争过的癌症康复者，我深知心理因素对癌症预防和康复的重要性，曾渴望有一本通俗易懂、系统专业的心理因素与癌症防治的著作问世，造福社会。今天，我终于如愿以偿。仔细阅读《心理健康与癌症防治》一书，第一感觉和最终感受前所未有地一致：这是一本好书，一本健康人、癌症患者和致力于攻克癌症的专家学者们都应当一读的好书！

    当今社会，癌症的发病率居高不下。人们不禁要问，当前的癌情为何如此凶猛？癌情凶猛背后，到底隐藏着哪些"秘密"？传统的治疗方式和抗癌手段似乎效果并不显著，对致癌原因的探求也总是不尽如人意，人们对此感到非常迷茫。在这种情况下，人们开始将目光从外在致癌因素逐渐转移到人体内部的原因上，即开始关注到心理因素对癌症的影响。现代医学和心理学的研究发展，以及中国传统医学的"身心一体论"的思想，指引着人们去探究心理因素对癌症发生、发展、治疗和康复各个阶段的影响，并逐步揭示出了它们之间的密切关系。治疗癌症、彻底控制癌症，不能忽略心理因素的影响、心理学方法和手段的运用。

　　江苏省癌症康复组织联席会成立10年来，一直鼓励和支持各成员组织结合癌症康复工作的实践，积极探寻那些隐藏在凶猛癌症背后的"秘密"。江阴市癌症康复协会的同仁们进行了脚踏实地的探索，并且初见成效，出了成果，可喜可贺！本书作者以科学理论为指导，认真总结了他们的团队开展癌症心理援助项目和推行身心灵整体康复模式的实践经验，同时参考国内同行已有的研究成果，撰写了这么一本比较系统、专业，又通俗易读的关于心理因素对癌症影响作用的书。本书不仅详细阐述了心理因素与癌症的发生、发展、治疗、康复等各个阶段的关系，而且具体介绍了相应的比较简便有效的心理学方法和技术。这是一本普及癌症心理科学的通俗读物，又是一本指导癌症心理干预的工作手册，因此，很有实用价值。

癌魔对于人类的摧残触目惊心，并且在不断地向纵深发展，攻克癌症刻不容缓。这场重大的战役考量着人们的战略思想是否英明，战术手段是否高明，武器装备是否精良。《心理健康与癌症防治》一书，无疑为人们调整战略战术，战胜癌魔这个顽敌提供了一种精准率高、威力巨大的新型武器。我相信：这样一本好书，定能在这场战役中孕育你我的期盼、渴望和梦想，释放你我的孤独、寂寞和忧伤，沸腾你我的欢乐、幸福和健康；使你我以无穷的战斗力，笑傲战场，收获一个又一个惊喜，创造一个又一个奇迹，见证一个又一个胜利和辉煌！

江苏省癌症康复组织联席会主席　孔祥顺
2015年3月

目 录

前言：从心理视角解读癌症 …………… 徐韶旼 （1）

第一章 基本概念 …………………………………… （5）
　　第一节 心理因素与疾病 ……………………… （5）
　　第二节 心理因素与癌症 ……………………… （10）

第二章 心理因素与癌症发生发展 …………… （21）
　　第一节 影响癌症发生发展的心理因素 …… （21）
　　第二节 癌症心理预防的方法 ……………… （37）

第三章 心理因素与癌症治疗 ………………… （56）
　　第一节 治疗期患者的心理状态和影响治疗
　　　　　 的心理因素 ………………………… （56）
　　第二节 治疗期心理干预和辅助心理治疗方法
　　　　　 ……………………………………… （71）

1

第四章 心理因素与癌症康复 …………………… （100）

第一节 康复期患者的心理状态和影响康复的

心理因素 ………………… （102）

第二节 癌症心理康复的方法 ………… （116）

第五章 癌症患者家庭的心理维护 …………… （144）

第一节 患者家属对患者的心理维护 …… （145）

第二节 患者家属自身的心理维护 ……… （158）

第六章 癌症患者的临终关怀 ……………… （166）

第一节 临终关怀的主要任务和原则 …… （167）

第二节 临终患者的心理反应和护理 …… （170）

参考文献 ……………………………… （181）

后记 ………………………………… （184）

前言：从心理视角解读癌症

　　癌症，是一种至今真正病因尚不明确的恶性疾病。它的发生并不是完全来源于外在环境的影响——那些致癌物质顶多是起了推波助澜的作用，而是产生于机体自身正常细胞的基因突变，是发生在机体自身内部的一场"叛乱"。癌症的治疗和康复，也并不是简单地用外在医学手段就能完全达到目的。在科学技术越来越发达的今天，主要依靠医学手段的传统抗癌方式似乎并未能取得明显成效，癌症的发病率未跌反升。在对外在致癌因素和治疗方式探求未果的情况下，人们开始逐渐关注到人体内部的原因上来，即开始关注到心理和精神因素对癌症的影响上来。

　　随着心理学、心身医学、心理神经免疫学的研究发展，人们发现心理因素很大程度上影响着癌症的发

1

心理健康与癌症防治

生、发展、治疗和康复。现代科学的研究揭示，人体的健康主要是依靠免疫系统的良好调节，而心理因素则可通过影响神经内分泌系统和免疫系统的有效运作，影响到机体的病变和癌变进程。中国传统中医理论也早就指出人是精神和机体的统一体，对疾病的思考不能将两者割裂开来，应从精神和机体的互相作用和矛盾变化中寻找原因和方法。因此，想要治愈癌症、彻底控制癌症，不能忽略心理因素、心理学方法和手段的影响和运用。

我们在以江阴市为实践基地开展癌症心理援助项目和身心灵整体康复模式的实践探索过程中，发现国内涉足心理因素与癌症关系方面的书籍较少，而广大患者和民众对这方面知识的普及却存在较大的需求。市面上已有的是一些专家、学者、医生在科研和实践过程中的学术论著或临床体会，而对癌症与心理因素的关系既做系统、专业的阐述，又具有一定可读性、科普性的书籍不多。因此我们萌生了依托正在开展的癌症心理康复实践工作，参考国内同行已有的研究成果和实践经验，撰写一本既系统、专业，又通俗易读的关于心理因素对癌症发生、发展、治疗、康复、乃至临终各个阶段影响作用的书的想法，并很快付诸实施。每阶段的论述都分成两个部分：第一部分是理论阐述，用已有的经由大家公认的心理学和心身医学理论及研究成果，用通俗易懂的语言详细解释心理因素与该癌症发展阶段的关系；第二部分是方法介绍，介绍相应的、实际可操作的、业内认可、简便有效的心理学方法和技术，患者可以自行操作，与患者亲密接触的家属以及亲友也可以用作参考，同时也可作为心理专业人员开展心理援助服务的技术指导。

全书分为六章，第一章厘清一些基本理念和概念，总体论述心理因素与疾病、心理因素与癌症的关系；第二章论述影响癌症发生、发展的心理因素，介绍心理健康的维护方法，从而预防癌症；第三章论述影响癌症治疗的心理因素，介绍患癌后的心理干预和辅助心理治疗的方法；第四章论述影响癌症康复的心理因素，介绍心理康复的方法和技术；第五章论述癌症患者家庭的心理维护问题，包括家人对患者的心理维护和家属自身的心理维护；第六章论述癌症患者的临终关怀问题。

本书旨在将心理因素与癌症的关系做一系统性的介绍，尽可能兼顾专业性和可读性，其科普价值应大于学术价值，希望能够使人们对心理因素与癌症之间的密切关系做一清晰、明确的了解，以提升自我防范意识，也希望能唤起广大癌症患者的抗癌信心，因为毕竟"命由心造"。由于作者学识水平有限，本书必定存在诸多不足之处，或有遗漏，或论述不到位，或表达不合理，欢迎广大读者批评指正。

徐韶旻

2015年3月

第一章 基本概念

第一节 心理因素与疾病

"健康不仅为疾病或羸弱之消除，而系体格、精神与社会之完全健康状态。"世界卫生组织对健康的这一定义现在已越来越被广大民众所接受。人们对健康的认识从仅是躯体不生病逐渐向身体、心理和社会适应性全面健康转变。从广义来讲，社会适应性也包括在心理的范畴，健康包括身体健康和心理健康，身心的整体健康才是真正的健康。

身体健康和心理健康既相对独立又互相依存和影响。人的生理系统和心理系统是两套按照各自规律运转的系统，共同维系着人的生命活动，但两者又不能完全割裂和独立开来。生理和心理的互相依存和共同作用才能构成完整的生命，离开任何一方，人的生命也将终结。两者既互相区别又互相联系，一起统一于人这个生命体之中。生理系统和心理系统的运作和谐统一、平衡有度，就是我们所说的健康，健康就是身心和谐；反之，任何一方运动过度或不足，出现系统失调，平衡被打破，则表现出我们所称之为亚健康或疾病的现象。生理和心理在一定条件下能够互相影响和制约：当一个人生病了，便容易产生一些消极的情绪反应，如恐惧、悲观、抑郁、焦虑、愤怒等，即由生理问题影响到心理问题；一些心理疾病也会引发生理症状，如因过度恐惧或焦虑引起的心悸、头晕、胸闷、换气过度等生理现象，完全由心理问题导致的癔症发作、免疫系统功能的下降等。当一个人身体健康状况良好时，情绪会更稳定、思维会更敏捷、精神会更饱满；而积极的精神状态、乐观平稳的情绪和坚强的意志，会更有利于身体的康复和促进身体功能的良性运转。这些都是我们从日常生活中就能观察到的。

人类对疾病的认识经历了一个从盲目到理性、从模糊感知到实证研究、从片面单纯到全面整体的发展过程：从原始的超自然力量崇拜到理性地回归到人类自身来检视疾病，从中世纪的宗教神秘主义论到现代医学科学体系的建立。随着科学技术的迅速发展和对疾病研究的逐步深入，从20世纪末期开始，长期占主导地位的单纯强调生理功能变化的生物医学模式又逐渐向"生物—心理—社会"的整体医学模式转变。人们意识到疾病并不仅仅是生理功能出现障碍那么简单，心理社会因素在疾病的发生、发展、治疗和康复中也同样发挥着重要的作用，疾病是一个由多种因素综合影响的结果，不能简单地将身心割裂开来对待，而应当将身心视为一个互相影响和制约的整体。

从20世纪30年代开始发展起来的心身医学对心身疾病的研究，丰富了疾病的心身整体观念。心身疾病是指心理社会因素在疾病的发生、发展、防治和预后的过程中起重要作用的躯体器质性疾病，是介于躯体疾病与神经症之间的一类疾病，也称心理生理疾患。[①]其主要特征就是疾病的发生发展与心理社会因素密切相关。目前所知的很多疾病都可归为心身疾病。美国、日本等一些发达国家对心身疾病都有详细的分类，如常见的偏头痛、支气管哮喘、高血压、消化道溃疡、荨麻疹、糖尿病、癌症等都是心身疾病，即都与心理社会因素密切相关。在我国心身疾病目前尚无明确的

① 潘芳，吉峰.心身医学［M］.北京：人民卫生出版社，2013.39.

界定，但在临床上的很多病例都显示出心身相关性的特征。在现行版的《中国精神障碍分类与诊断标准第3版（CCMD—3）》中则定义了"心理因素相关生理障碍"，即"一组与心理社会因素有关的以进食、睡眠，及性行为异常为主的精神障碍"。

心理神经免疫学的研究揭示了心理因素与疾病发生之间的具体联系。人体有一道天然的屏障，能够帮助我们抵御各种外部侵害，防止内部病变，维持机体的健康和平衡，这道天然屏障就是免疫系统。免疫系统是我们与生俱来最好的医生、天然的保护者。免疫系统不是一个单一的结构，而是由分布在人体各处的免疫器官（胸腺、骨髓、脾脏、淋巴结、扁桃体等）、免疫细胞（淋巴细胞、吞噬细胞、造血干细胞、粒细胞、肥大细胞等）和免疫分子（免疫球蛋白分子、补体分子、细胞因子、免疫细胞膜分子等）组成，是一套错综复杂、组织严密的网络。正常状态下，免疫系统日夜不停地工作，及时监测和消灭机体各类病变信号和外来入侵者，维持着我们的健康。生病通常是免疫系统的力量遭到削弱，免疫工作失调，无法及时发现和消灭各种致病因素，从而无法有效地防止机体病变。致使免疫系统工作失常的原因有很多，如营养失衡、过度劳累、滥用抗生素、生活方式不健康、心理疾病、情绪困扰等。心理神经免疫学的研究揭示，负面的心境和情绪状态可通过扰乱神经系统的功能，作用于内分泌系统，致使内分泌系统紊乱，继而作用于免疫系统，削弱或打乱免疫系统的正常工作，使其无法有效监测机体病变动向、及时消灭致病源和病变细胞，从而为疾病的发生和肆虐创造条件。因此，心理因素与疾病发生之间有着一条明确而具体的关联途径。

祖国传统医学很早就明确指出"形"与"神"是一个统一的整体，两者相互依存、相互制约，不可分离。"形"指躯体脏腑、生理功能，"神"指人的心理活动、灵明神气。"形神合一"观是中医学的重要指导思想：形为神之舍，神为形之主，形神两相倚。人的健康依赖"形"和"神"的协调运作，"神"以"形"为物质载体，"神"又能主导"形"，主宰、调控人的生命活动；而"心藏神""心主神明""心者君主之官"，"心"又统率着人体所有精神意识活动，指挥整体心理生理功能。《素问·宣明五气》说"心藏神，肺藏魄，肝藏魂，脾藏意，肾藏志"，道出了神与形、人的心理活动与人体脏腑器官的密切共生关系。中医学认为"七情内伤"是诱发疾病的内在情志因素。

七情指喜、怒、忧、思、悲、恐、惊，泛指人的各种情志活动。情志是中医学用来表述人的心理情绪活动的名词。人的心理情绪活动反应不当，会直接损伤脏腑精气，引起机能失调，从而诱发各种躯体疾病。《素问·阴阳应象大论》说："人有五脏化五气，以生喜怒悲忧恐""怒伤肝，喜伤心，思伤脾，忧伤肺，恐伤肾"，说明了人的情志活动对脏腑功能的影响。《类经·疾病类·情志九气》进一步指出："心为五脏六腑之大主，而总统魂魄，并该志意。故忧动于心则肺应，思动于心则脾应，怒动于心则肝应，恐动于心则肾应，此所以五志惟心所使也。"即因心藏神，心为所有情志和脏腑功能的大统帅，心神受扰，则其他脏腑器官和相应生理功能也随之受到影响。

第二节 心理因素与癌症

肿瘤是机体细胞在各种因素作用下异常增生形成的新生物。肿瘤细胞来自正常细胞，但不同于正常细胞。肿瘤可以分为良性和恶性两类。癌症即是泛指恶性肿瘤。癌细胞有两个基本特征：一是不受控制地增殖和分化，二是侵犯周围正常组织并向体内其他组织转移。

当传染病逐渐得到控制后，癌症和心脑血管疾病逐渐成为人类两大主要死亡原因。癌症是一种古老的疾病，人类患癌的历史可以追溯到古埃及托勒密王朝时代。在古埃及的象形文字书籍中有关于"肿瘤"的记载。被尊为现代医学之父的古希腊医生希波克拉底首先用"癌"来表示有扩散、危害生命的肿瘤，用"瘤"来表示良性肿瘤。我国在殷墟甲骨文中发现了关于肿瘤的最早记载，并有"瘤"字。现存最早的医书《内经》中有关于瘤的分类。宋代东轩居士《卫济宝书》中首先使用了"癌"字，当时用来指痈疽，而"岩"则指现代所说的癌。直至明代以后我国才开始用"癌"来指恶性肿瘤。

一、癌症的成因

关于癌症成因的谜团目前还未得到完全解开。生物分子学的研究显示，癌症是染色体复制过程中发生的基因突变引发的。人体有大约 6.0×10^{19} 个细胞，每个细胞有23对染色体。染色体是由双螺旋结构的脱氧核糖核酸（DNA）分子构成的。每条染色体上承载着多个基因，决定着人的遗传和生长。在正常情况下，每一次细胞分裂，染色体和基因都会忠实地复制，不会出错，以保持遗传和生长的稳定性。但当受到某些外在因素的干扰，基因的复制过程就会被打乱，从而发生突变。变异的基因传递错误的信息，导致细胞产生癌变。事实上，人体的正常细胞都带有原癌基因，在没有被激活的状态下对人体健康不会构成威胁。但当原癌基因受到外界强烈刺激被激活后，就会引发细胞癌变。激活原癌基因的刺激我们就称之为致癌物或致癌因素。人体还有另一类基因叫做肿瘤抑制基因，其作用是抑制细胞的生长繁殖。当抑制基因由于某些原因发生突变、失去抑制癌细胞的作用，细胞也会发生癌变。

癌症的发生是一个长期渐进、受复杂因素综合作用的过程。在被确诊为癌症十几年乃至几十年前，细胞的基因改变已经开始。目前发现的关于引发癌症的原因有很多种，可以分为外因和内因两大类。

（一）外因

1．生物因素

主要为病毒。如肝炎病毒（在我国主要是乙型肝炎病毒）与肝癌有关；人类疱疹病毒（EB病毒）与伯基特淋巴瘤、鼻咽癌等有关；人乳头瘤病毒（HPV）

与宫颈癌和食管癌等有关。此外，幽门螺旋杆菌感染可诱发胃癌，血吸虫病可引起膀胱癌、大肠癌等。

2．化学因素

主要为生活中接触到的一些化学制品。如煤焦油、沥青等含有的多环芳香烃类化合物，易诱发皮肤癌与肺癌；亚硝胺类化合物与食管癌、胃癌和肝癌的发病有密切关系；黄曲霉素等真菌毒素和植物毒素可污染粮食，容易诱发肝癌、胃癌与结肠癌等。

3．物理因素

主要为来自环境中的各种辐射、慢性刺激等。如接受大剂量的放射线照射，如X线、镭、锶、铬等，可引起白血病、骨癌、皮肤癌、肺癌等；长期接受紫外线照射，如经常暴露在强烈的阳光下，患皮肤癌的几率会大大增加；长期的热刺激与损伤，如长期好热饮、喜硬食等，容易诱发食道癌。

4．营养因素

包括营养缺乏与过度。如维生素A、维生素C缺乏与食管癌有关；视黄醇的缺乏导致肺癌发病率高；缺硒造成肝癌；多食脂肪食物、少食粗纤维食物与直肠癌发生有关；摄入大量高脂肪食物与乳腺癌发生有关。

（二）内因

1．遗传因素

很多证据都表明癌症与遗传有一定关系。有癌症家族史的人比没有家族史的人更易于患癌，且更易于患上同一种癌，即癌症具有家族聚集性。如食管癌、乳腺癌、胃癌、肝癌、鼻咽癌等，都易于被同一家族的人罹患上。所有癌症都可能涉及到遗传因素。

2．内分泌因素

激素失调是造成很多癌症的内在因素。如雌激素和催乳素已被证实与乳腺癌、子宫内膜癌、卵巢癌等有关。生长激素可刺激某些癌症的发展，如结肠癌、直肠癌、霍奇金淋巴瘤等。

3．免疫因素

人体的免疫力降低是引发癌症的重要内因。生活在同一环境中，接触同样的外来刺激物，有相似的生活习惯，或有相同肿瘤家族史的人，有人较易患癌，有人不易患癌，这说明人体自身有一种天然的免疫力能够抵抗癌症。当人体的免疫系统因各种原因遭到破坏，免疫力下降，无法有效杀伤癌细胞，就为各种致癌因素发生作用创造了条件。免疫缺陷病患者比正常人发生癌症的几率高1000倍。

4. 心理因素

癌症是一种心身疾病，其发生、发展、治疗和康复均与心理因素息息相关。现代科学的很多研究也揭示了这一点。癌症的发生发展通常与患者的生活方式、行为习惯、情绪状态、个性特征等有重要关系，患者在发病前大都经历了长期持续的负面心境和生活刺激事件的影响。临床上很多患者的死亡，并不是死于癌症本身，而是死于对癌症的极度恐惧。关于心理因素与癌症的关系，将在以后的章节中详细论述。

中医学对于癌症的致病因素，同样有外因和内因之分，并且认为根本原因还在于人体内部原因，外因只有通过内因才能起作用。外因方面，中医学认为主要为"风、寒、暑、湿、燥、火"这"六淫之邪"和"疫疠之气"。内因方面，主要有四个因素：精神刺激、情怀不畅；脏腑失调、气血不和；正气亏损、无力抗邪；营养缺乏、阻碍力弱。[①] 中医学给予精神因素以很重要的位置，认为精神刺激可致使脏腑功能失调、气血运行失常，从而耗损正气，使得外邪乘虚而入，引发癌症。

① 赵景芳，尤建良，徐海锋.中医微调治癌法 [M].北京：人民卫生出版社，2004.49—54.

二、免疫系统、心理因素与癌症

人体拥有一个与生俱来的世界上最好的医生——免疫系统。当免疫系统正常工作时，它是人体的一道天然屏障，时刻不停地监视机体内环境，消灭外来入侵者，保护我们健康。当免疫系统衰弱或过度活跃，则不能有效发现和消灭危险，人体就会生病。免疫系统是一个非常复杂的体系，它不是单一存在的，而是与身体的各个系统都有联系，就像分布在全身上下、渗透进每一器官的一个繁密的网络。免疫系统包括胸腺、脾脏、骨髓、腺样体、扁桃体和淋巴系统等，由一群活跃着的免疫细胞发挥作用，包括淋巴细胞、树突状细胞、单核细胞、巨噬细胞、粒细胞、肥大细胞等。

肿瘤免疫学研究表明，免疫系统的所有有效成分均对消除癌细胞、控制肿瘤生长有作用。在抗肿瘤免疫中，细胞免疫起到重要作用。主要的免疫细胞包括T淋巴细胞、自然杀伤细胞（NK细胞）、巨噬细胞、树突状细胞、杀伤细胞和B淋巴细胞。这些细胞及免疫机制时刻监控着正常细胞的活动，能够及时发现癌变的细胞，并果断将之杀死，从而防止其进一步分裂和转移。事实上，每个人都有可能会发生基因突变而激活原癌基因，产生细胞癌变，但很多人并不会因此而生癌，就是因为他们有一个功能健全的免疫系统，能够及时将危险遏止在萌芽状态。只有当免疫系统的功能减弱，不能有效侦察到癌变细胞或者无力将其杀死，癌症才会在体内蔓延。因此，基因突变和外在致癌因素并不能单独发挥作用，必须依赖免疫系统的配合。当外在致癌因素的刺激过多、癌变细胞增长速度大于免疫系统的工作速度，或者免疫系统本身已经虚弱不堪，无法对正常的外界刺激做出反应，那么癌症才有可能会发生。由此我们可以看出，维持免疫系统的健康运作、加强其对抗细胞癌变的功能才是最基本的防癌抗癌之道。

　　影响免疫系统有效工作的因素有很多，也可分为外因和内因。外因方面包括生物因素、化学因素、物理因素、环境因素等；内因方面主要可归纳为遗传因素、生活方式和心理因素。人天生的免疫力高低也与遗传有关，这是我们无法改变的，但我们可以通过改变生活方式和心理状态来改善先天不足的免疫力。从大范畴来看，生活方式属于人的行为习惯，也是受人的心理调控的，因此广义上讲，免疫系统的功能与我们的心理行为因素有着非常密切的关系。在影响免疫力的生活方式中，主要包括饮食与营养、日常起居、运动保养等。饮食方面，不合理的膳食结构、食用过多致癌食品、营养不均衡等均可削弱人体的免疫系统；日常起居方面，生活习惯不顺应人体自然的规律、滥用药物、压力过大等可打乱免疫系统的正常工作；运动方面，运动过少或运动过量均会抑制免疫系统发挥作用。

心理因素已越来越被认为对癌症发生发展有显著影响。现代心理神经免疫学研究揭示心理因素对癌症的影响是通过改变免疫系统的正常功能而起作用的。当正常细胞受到致癌因素的刺激开始发生变异时，机体的激素水平和免疫机制会马上对之展开调控。若此时机体受到不良心理因素的影响，神经内分泌系统和免疫系统的活动会因此被改变，就无法对机体内部正在发生的癌变进程进行有效地控制和消除，癌症就会发生。心理因素对癌症的影响可发生在任何阶段，癌症的发生、发展、治疗和康复等各个阶段都与心理因素的影响密切相关。影响癌症的心理因素归纳起来主要包括以下几个方面：

（一）应激事件

大量研究发现，癌症患者在发病前往往经历过较多的负性应激事件，生活较为坎坷。这些应激事件包括重大的人生挫折、人际关系持续紧张、情感丧失等。其中以家庭中的不幸事件为主，主要是与亲密人员的情感丧失，如亲人死亡、离婚、失恋、朋友背叛等。

（二）应对方式和情绪状态

同样遭遇重大应激事件，有些人患癌，有些人则不会，这与不同的人对事件的不同应对方式有关。应对方式包括认知应对、情绪应对和行为应对。通常情况下，对事情总是保持乐观心态、情绪平和稳定、积极寻求解决之道的人的患癌风险显著低于遇事容易悲观消极、逃避退缩、陷入负面情绪困扰的人。其中，负面情绪的长期积累是导致癌症的关键心理因素。不少癌症患者都无法进行有效的心理应对和情绪调适，在患癌前长期持续处于消极、压抑、冲突的负面心境中。

（三）个性特征

癌症患者通常具有某种特殊的性格和行为特征，具有这类特征的人往往较普通人更容易诱发癌症，美国科学家Temoshok将之称为C型性格。具有C型性格的人遇事容易压抑情绪、爱生闷气、不善于表达自己、过度顺从他人，同时，还容易过分谨慎、追求完美、情绪不稳定等。另外，研究还发现，往往某类性格特征与某一种癌症的发生有关，如肺癌病人比较多疑、急躁，胃癌病人比较爱生闷气，而乳腺癌病人容易压抑愤怒等。

（四）人际关系和社会支持

癌症发病往往与重大人际事件有关，特别是与和亲密人员的情感关系受挫有关。能与他人保持良好的人际互动、拥有广泛的社会支持（特别是家人和亲朋好友的支持）、经常参与社会活动、易被他人认可和接纳的人较自我封闭、郁郁寡欢、性格孤僻、情感隔离、敌视他人、排斥社会活动的人患癌风险要低，同时具有更好的治疗和康复效果。

第二章 心理因素与癌症发生发展

第一节 影响癌症发生发展的心理因素

　　癌症的发生发展贯穿于确诊前（无意识期）、确诊后、治疗期和康复期这一整个癌症发展阶段，每一阶段都存在旧肿瘤发展、新肿瘤发生的趋向和潜在风险。无论是癌症的发生还是进一步发展，都与心理因素密切相关，并在一定程度上受到心理因素的极大影响。心理因素对癌症发生发展的作用有直接和间接两种方式。直接作用是心理情绪因素通过刺激神经—内分泌系统，引起免疫系统紊乱，导致免疫功能下降，诱发癌症。间接作用是在心理因素的影响下，患者暴露于充满致癌物质的环境或者做出可引发癌症的行为，从而导致癌症发生。如在受重大刺激下，患者通过吸烟、酗酒等方式排泄心中烦闷，渐渐养成这种不良习惯，或者养成各种不良的饮食、生活癖好等。导致癌症发生发展的心理因素是错综复杂的，有着鲜明的个体差异性，同一种癌症，发生在不同人身上，也会呈现出不同的心理作用过程。我们将影响癌症发生发展的心理因素大致归为以下几类。

一、应激事件

应激是主要由社会心理因素引起的一种身心紧张状态。应激可以是良性的，适当的应激可以提升机体的抗压水平和适应能力，比如新的工作机遇、适当的竞争压力等。造成机体身心功能失调的往往是超越正常承受范围的刺激。当外界刺激或生活事件超越了一般心理可承受范围，带来极大的心理压力，机体运用以往经验已无法有效应对当下压力，于是便发生应激反应，引起心理和生理功能的失调和改变。应激事件，顾名思义是能够引起机体应激反应的事件，可能是剧烈的精神创伤、生活事件或持续困难处境。应激反应可以是心理上的，如创伤后应激障碍、情绪失调、神经症等；也可以是生理上的，如植物神经系统紊乱、躯体化症状、心身疾病等。通常应激反应都同时伴随心理和生理功能的变化。

应激是很多心身疾病的重要致病因素。国内外大量研究发现，癌症患者在发病之前都遭遇过较多的负性生活事件。为了证明精神刺激对致癌的影响，澳大利亚的科学家Sklar和Anisnan做了一个有意思的实验：将条件完全相同的实验小鼠随机分成两组，两组的饲养条件完全相同，并且在饲料中都加入了微量的同种致癌物质。不同的是，对照组的小鼠没有给予任何干扰，使其生活舒适；实验组的小鼠则经常给予敲打铁笼、放猫、电击等惊吓和刺激，使其常常处于应激状态。结果显示，实验组的小鼠发生肿瘤的概率大大高于对照组的小鼠。这个动物实验在一定程度上有力地说明了精神刺激对癌症发病的影响。

很多科学家都对不同癌症患者进行了大量的调查研究，发现应激事件的影响确与癌症发病有重要联系。如早在1883年英国学者Snow就率先调查了250名患有乳腺癌和子宫癌的妇女，发现其中156名妇女的患癌都跟"经历了失去亲人的巨大悲痛"有关，Snow据此提出"精神因素可能是癌症病因中最强烈的一个因素"。美国心理学家Leshan在研究了500多名癌症患者的生活史后发现，其中76%的人具有同一类型、独特的感情生活史，这种感情生活史影响或主导了患者以后的精神状态和癌症发生，即与亲密人员间的情感丧失：或从童年期就没有一个完整、稳定、温暖的家庭关系，或经历了亲人的死亡、分离，或经受了婚姻的挫败、丧偶等。一项芬兰的研究调查了10808名女性以探讨生活事件与乳腺癌发病间的关系，发现经历离婚或丧偶的女性罹患乳腺癌的风险增加一倍，经历近亲或密友去世的女性发生乳腺癌的风险增加40%。许多对乳腺癌患者的研究都表明，乳腺癌患者在发现肿瘤之前都经历了很多的负性生活事件，如情感丧失和生活处境艰难。对其他癌症患者的调查也发现，癌症患者发病前家庭中发生不幸事件的概率比对照组人群高。

科学家们总结出巨大的精神刺激通常都发生在癌症发病前的一年左右。如Leshan综合了1902年至1957年55年间的文献资料后认为，影响癌症发病的重大生活事件一般发生于癌症发病前的6~8个月；Green通过对450例各种癌症患者的经历进行分析，得出"生离死别的忧郁悲伤和焦虑多发生在癌症前的一年左右"的结论；Jacob对50名3岁至17岁的少儿癌症患者进行研究发现，72%的人2年内家庭中发生过重大变故，而对照组这一比例仅为24%；一项对乳腺癌患者的研究表明，乳腺癌患者发病前3年的负性生活事件频率和强度明显高于其他相同条件的良性乳腺疾病患者。

二、持续性的负面情绪

心理因素对免疫系统的影响主要是通过情绪对神经系统和内分泌系统的调节起作用。长期处于负面情绪和不良心境，如长期抑郁、压抑、焦虑、紧张的人，其持续性的不良情绪状态会抑制免疫系统的功能，削弱机体抵抗力，从而为患癌创造条件。现代医学研究也发现，癌症好发于一些受到挫折后，长期处于精神压抑、焦虑、沮丧、苦闷、恐惧、悲哀等负面情绪中的人。在同样的生活事件面前，容易产生紧张、焦虑和压力等应激反应的人，或者对事件倾向消极解读、容易感受到负性情绪的人，有可能会使免疫系统功能受到损害，增加患癌风险；而能够淡定应对压力、以平和的情绪和积极的心态待人处世的人，则不易感染患癌风险。因此，生活事件本身并不是导致癌症的直接原因，对事件的持续性负面情绪体验才是致癌的关键心理因素。癌症往往是负面情绪长期累积在身体里得不到及时有效的疏泄和调节，日积月累形成的疾患。

其中，抑郁和压抑情绪是致癌的常见情绪因素。Greet（1983）指出，抑郁情绪以及对生活事件采取消极压抑的应对方式与癌症的发生有关。一项早期的大规模流行病学调查显示：抑郁症状与癌症发病率增加有关，并且使癌症患者死亡的风险增加2倍。众多对乳腺癌的研究发现，精神因素与乳腺癌的发病有很高的相关性，乳腺癌患者在发病前大多长期处于恶劣心境下，抑郁消极的情绪可使催乳素分泌过多，从而诱发乳腺癌。早在公元2世纪希腊医生Galen就观察到情绪抑郁的妇女比乐观的妇女更容易得乳腺癌。1975年格林以大量观察资料证实乳腺癌发病与受压抑的愤怒有直接关系。其他癌症也有类似的发现。如Kissen发现肺癌病人比较多疑、急躁，Ross发现霍奇金淋巴瘤患者的抑郁和忧虑水平明显高于常人。并且，研究者还发现，同样感受到负性情绪的人，善于表达情绪的人比不善于表达、压抑情绪的人，患癌的风险要低。

祖国医学也早就指出情绪对致癌的影响。中医历来十分重视"情志"对疾病的作用，认为七情过度可以导致脏腑气血功能紊乱，削弱人体正气，即机体免疫力，从而诱发疾病或癌症，正所谓"百病皆生于气""万病皆源于心"。早在两千多年前的《素问·玉机珍藏论》中就提到："忧、恐、悲、喜、怒，令不得以其次，故令人有大病矣。"《素问·通评虚实论》说："膈塞闭绝，上下不通，则暴忧之病也。"这是指食管癌、进食梗阻一类的疾病与"暴忧"等强烈精神刺激有关。元代朱丹溪将乳岩（癌）的致病归结为"忧怒郁闷，朝夕积累，脾气消阻，肝气横逆所致"。明代陈实功也认为乳岩是"忧郁伤肝，思虑伤脾，积想在心，所愿不得，致经络痞涩，聚结成核"。明代李挺认为："郁结伤脾，肌肉消薄，与外邪相搏形成肉瘤。"这些都说明了情绪因素与癌症发生之间的相关性。

三、不合理的思维方式

心理学上著名的情绪ABC理论指出，人们的行为和情绪结果（C，指consequence）并不是直接由激发事件（A，指activating event）导致，而是通过人们对这件事情产生的信念（B，指belief）起作用。人们通常认为是发生的事情本身直接引起了我们的情绪反应和相应的行为，即A直接导致C（A→C），如你感到很生气，是因为对方说了冒犯自己的话，我理应感到生气。而心理学家研究发现，事件引起情绪只是种表象，真正在里面起作用的是我们对该事件的看法、观念和抱持的信念系统，即A+B才能导致C（A+B→C），A必须通过B才能起作用。以上述为例，对方说了冒犯自己的话，若你抱着尊严受到侵犯的想法，那你必然会生气；若你对此毫不理会、一笑置之，那你也就生气不起来了。对同一件事，不同的人、不同的想法，都会导致不同的情况产生，即：A+B（B1，B2，B3，……）→C（C1，C2，C3，……）

信念包含了人们的惯性思维模式、思想态度和对事情的观念、看法等。对相同的困难境遇，有人容易产生焦虑、紧张、抑郁等负性情绪体验，有人则能平和度过，这其中存在差异的原因是不同的人对同一事件拥有不同的想法和态度。有负性情绪体验的人往往存在认知曲解，在其思维模式中倾向于将事件往消极的方向解读，总是选择性吸收事情糟糕的一面，认为事情是充满危险的、自己无力应对、将受到重大损失、自己是个受害者等；而能有效调节情绪安然应对的人，则通常能将事情往积极的方向解读，相信困难总会有解决的一天，没有什么大不了的，事情不像表面看起来那么糟糕，塞翁失马，焉知非福。情绪致癌的背后是根深蒂固的不合理的思维模式在起推动作用。

不合理的思维方式主要有以下几种类型。（1）非黑即白的绝对性思考：事情不是对就是错，缺乏弹性，对事情坚持一种不现实的标准，不达标准就是失败，害怕任何错误和缺点。(2) 任意推断：缺乏事实根据，随意并武断下结论。(3) 选择性概括：以偏概全，仅根据某个片段或细节而对整个事件下结论。(4) 过度引申：通过一个小小的失误或挫折，就对整件事情或整段人生做出价值判断。(5) 过度夸大或过分缩小：夸大自己的失误、缺点和不足之处，贬低自己的优势、长处和所取得的成绩。(6) 个人化：主动为对方的过失承担责任，将发生在他人身上的一切不幸归结为自己的原因，容易内疚和自责。(7) 选择性消极注视：忽略事情的其他层面，而选择关注消极的细节，并进而扩大到对整个事件进行消极判断。(8) 情绪推理：陷入情绪中无法自拔，对事情的判断带有强烈的情绪色彩，无法客观反映现实。(9) "应该"倾向：对自己或他人抱持一套"应该""必须"的标准，若未达到自己的标准，则会以"不该"来责难自己或他人，产生内疚、愤怒等情绪。(10) 乱贴标签：不能客观评价自己或他人的行为，武断地贴上一个"标签"用以对整件事情下结论，如"我是一个失败者""他是一个坏人"等。

四、人格缺陷

一个人特定的思维模式和情绪体验方式的形成，往往跟这个人特定的人格基础有关。人格发展较为完善的人，其对人对事的看法通常比较积极、合理，情绪状态总体上愉悦平和，遇事能够很好地进行自我调节；而人格发展有一定缺陷的人，则易于对世界抱持消极的想法和观念，容易体验到较多的负面情绪，并且不能有效地进行自我调节。癌症患者持续的负面情绪和不合理的思维方式的形成，往往跟其特定的人格缺陷有关系。

人格，是指一个人稳定的心理特征，也称个性、性格，决定着人的思想、情感和行为，是个人存在的精神基础，并且处于一个动态发展的过程。人格的形成是一个长期发展的过程，并受到多种因素的综合影响，如生物遗传因素、家庭教养、学校教育、社会文化环境、个人主观意愿等。精神分析学派认为0~6岁是一个人人格形成的关键时期，成年后一个人独特的、有别于他人的基本个性特征大体上在这个时候便得以确立；但心理学家们也都认为人格同时也是不断发展和变化的，人的一生始终都处在不断成长和发展之中，后天可以通过努力弥补早年人格发展中的缺失和不足，并使之逐步得到完善。

科学家们多年来在研究过程中发现，癌症的发生发展与特定的人格特征有很大关联。最早开展此项研究的Bacon，通过对40名乳腺癌患者进行分析，发现他们都具有压抑、敌对、情绪克制等特点；南斯拉夫对1353名居民进行前瞻性研究，发现人际交往具有服从、无攻击性、自我贬低、对压抑敏感等特征的人更易患癌；Kune用637名直肠癌患者与714名非癌症患者进行比较，发现癌症患者更倾向于克制愤怒等负性情绪，并顺从社会；Hagnell对2550名瑞典人进行为期10年的人格前瞻性研究，发现内向性格的人发生癌症的几率要远远大于其他性格的人；京、沪等大城市的一项398例胃癌配对调查发现，爱生闷气这种性格与胃癌的发生存在很高相关性。

在众多研究中最著名的是Temoshok提出的C型行为模式（也称C型性格，C为Cancer的缩写）。Temoshok和其同事对150名恶性黑色素瘤患者进行了详细的医学调查，发现癌症患者具有某些特殊的性格特点：被动、过于服从、无主见、过分耐心、回避冲突、压抑情感、不让任何负性情绪表现出来、屈从于权威、有依赖感等，此类性格特征被称为C型性格（行为特征）。有C

型性格的人较其他人有更高的患癌风险。我国学者在1990年修订了符合中国国情的C型行为量表，并利用量表对癌症和心理因素的关系展开了系统性研究，发现在乳腺癌和胃癌的发生、发展中，人格特征起了重要的作用：患癌者比一般人更抑郁，更倾向于压制和否认愤怒情绪。

总结来看，与癌症发生发展相关的人格缺陷通常呈现为压抑情绪、过分合作、过于顺从、回避冲突、缺乏目标等特征，尤其是容易压抑和克制愤怒情绪，表现出通常所说的"老好人"形象；而情绪愉悦平和、性格乐观豁达、处事淡然超脱、人格发展完善的人，机体抵御疾病的能力也较强，免疫系统功能比较健全，具有较低的患癌风险。

五、童年创伤经历

这里要将童年经历作为一个重要部分单独列出来分析，这点可能会被很多人忽略掉，但实际上童年经历却对一个人的人格特征、信念系统、思维模式和情绪应对方式的塑造和形成产生重大影响。

精神分析学将人的心理结构分为意识、前意识和潜意识。顾名思义，意识就是表面的，我们能意识到的心理活动；前意识是被我们稍加注意或回忆就能记起来或意识到的；而很多我们主观意识无法注意到，但实际上却影响或决定着我们行为的深层次心理活动，就是潜意识，这中间包括了很多被压抑或被遗忘的情绪、动机、欲望等。若用一座冰山来比喻，浮出水面的一小部分和水面下临近水面的浅层部分则是意识和前意识，而水面底下相当大的那部分冰体则是无法被理性意识到，却实质上对人的行为产生重大影响的潜意识。事实上，人的绝大部分行为都是被潜意识所牵引和指挥着。潜意识也是一个人稳定的个性和人格形成的主要部分。

心理学特别关注潜意识对人后天行为和经历的影响。在潜意识中，大部分是来自于早期童年经历中的某些记忆，主要是被遗忘或被回避的创伤性记忆、无法被满足的欲望、动机，被压抑的情绪等。这些记忆在成年后主观意愿无法回忆，却在心灵深处蠢蠢欲动，无时无刻不寻找机会冲破理智的束缚，自由地释放自己，等到外在条件成熟，便通过各种方式表现出来，如梦、口误、冲动行为、情绪爆发、神经症、心身疾病等。癌症便是潜意识在压抑了长久的心理创伤、累积了多年的负面情绪后，经由身体用一种破坏性的方式表现出来的疾病。

　　大量调查研究也发现，很多癌症患者都有着不幸福的童年，自童年期便遭受了很多心灵创伤，如不公平对待、家庭关系不稳定、被遗弃、缺少亲人关爱等。童年的不幸经历使得患者从小内心便累积了许多悲伤、愤怒、孤独、无助、失望等负面情绪。因当年还是孩子，弱小无助，没有能力跟成人和外在世界对抗，只能选择将这些负面情绪深深埋在心底，选择压抑或遗忘。这些被压抑的情绪并没有消失，只是被关在潜意识中暂时意识不到，但在患者的成长过程中却潜移默化地塑造着患者消极被动的行为模式和个性特征，即C型性格，形成了相对稳定的对外在事件的应对方式。当时机成熟，这些便成为了患者致癌的重要内在原因。如美国医学心理学家劳伦斯·莱什研究了五百多名癌症病人的生活史，发现其中76%的人都具有同一类型的独特的情感经历，即在儿童时期，在建立温暖、满意的家庭关系上都遇到过极大的挫折，或是父母早亡或离婚，或是父母经常吵架，或是与双亲长期分离等。这些经历使得孩子内心深处产生了深深的孤独寂寞感，对建立稳定和谐的家庭关系抱持失望态度。这种心理状态严重影响了这些孩子日后的家庭生活和事业，当他们在成人后遇到类似的家庭破裂、情感丧失、事业受挫等事件后，这些早期童年的创伤便会再度涌现，内心会再重新经历早期记忆中的各种负面情绪体验，对人生产生悲观和绝望，从而为情绪致癌创造了条件。若早年创伤长期得不到治疗，便会在各种因素的作用下成为癌症得以滋生的土壤。

六、不良生活方式

生活方式在严格意义上是属于行为因素，但其往往是在人的特定心理动机下长期养成的一种习惯。如在遭受重大情绪刺激后通过抽烟、酗酒等有害方式逃避困难、发泄情绪，进而对之上瘾；在认知偏差的影响下养成各种不良的生活习惯，如认为多食肉食能增强体质，多喝咖啡能提高工作效率，年轻力壮时多熬夜、高强度工作不会对健康有损害，等等。因此，生活方式也是一种心理相关性的影响因素。

外部致癌因素通常是通过人们不良的生活方式和行为习惯而影响和作用机体，使其发生癌变。大量的调查和癌症患者对自身经历的反思都表明，长期养成的不良生活方式是致癌的关键原因。生活方式包括日常起居、饮食营养、运动锻炼等行为习惯。如长期生活作息不规律，违背人体自然规律，睡眠严重不足、长期失眠，或长期处于高度压力、紧张和焦虑的生活状态下，都容易导致自身免疫系统紊乱，削弱其对癌细胞的监控和阻杀能力，为机体癌变创造条件。饮食习惯与癌症的发生有直接的关联。人体的生命活动和免疫系统的运作，首先依赖于从食物中获取基础能量。国内外大量的研究证明了各种不良的饮食习惯对削弱免疫系统功能、引发癌症的影响：如以肉食为主的人比以素食为主的人，患癌的可能性高一倍；长期食用腌制食品、油炸食品、霉变食品、高盐食品、喜烫食、饮食不规律、进餐速度快、食用酸菜等是诱发食管癌和胃癌的危险因素；结肠癌、直肠癌、乳腺癌则与摄入过多高脂肪有关。吸烟和酗酒是两项主要的致癌因素。吸烟与高居不下的肺癌发病率有直接关系；吸烟还可引发消化系统癌症、膀胱癌、乳腺癌；酗酒、酒精依赖则是肝癌、胃癌发病的主要原因。另外，经常进行有规律性、适度的体育运动和体力活动可以有效预防癌症，并且运动量不宜过大，适度为好；过量的运动反而容易消耗气血、削弱人体机能。

第二节 癌症心理预防的方法

我们的童年经历、人格特征、生活中经历的应激事件以及应对事件的方式等都可能引起癌症的发生和影响癌症的发展。心理神经免疫学是近年来发展起来的一门新学科，研究心理—大脑—免疫三者之间的相互关系。人的情绪、态度、处理问题的方式等都在不同程度上影响着免疫系统的功能，由此造成明显的心身障碍。癌症患者常经历较多的负性生活事件，并缺乏负性情感，尤其是愤怒等强烈情感的适当表达和调节能力（长期压抑的负面情绪与癌症的发生和发展有着密切的关系。良好的心理状态，可以提高机体的免疫力，从而有效地预防癌症）。如果说人格缺陷、人际关系不良是"促癌剂"，长期不良情绪就是癌细胞的"活化剂"，癌症的"导火索"。预防癌症，除了改变不良生活行为和方式以外，保持健康的心理状态对预防癌症的发生发展具有重要意义。因此，我们要学会从科学的认知、良好的情绪和健全的性格等方面进行心理调节，维护自身的心理健康，积极有效地预防癌症。

一、培养科学的认知，理性预防癌症

（一）树立癌症预防的科学理念

1. 癌症是可以预防的

世界卫生组织认为，1/3的癌症是可以预防的，1/3的癌症是可以早期发现的，1/3的癌症是可以通过各种治疗来改善生活质量、延长生命的。从这几年国际癌症防控宣传和目前医院收治癌症病人的情况来看，绝大多数的癌症是可以预防的。许多专家都认为癌症是一种"人造疾病"，是因为长时间不健康生活方式的累积，机体病变长期不断发展演变而成的。如果我们能在当今社会"人造癌症"的大环境中，重视改造我们自己的小环境，改变我们自身不健康的生活习惯，很多癌症确实可以得到有效的预防。2015年"世界癌症日"的主题是"癌症防控目标，实现并不遥远"，主要包括四方面内容：一是倡导健康的生活方式；二是注重早期发现，定期进行健康体检；三是使所有癌症患者都能得到有效治疗；四是最大限度提高生存质量，不仅要活下来，还要活得好。

2. 癌症的预防措施有三级

一级预防是减少或消除各种致癌因素对人体的致癌作用。如平时应注意加强体育锻炼，改善自身的低落情绪，保持旺盛的精力，从而提高机体免疫功能和抗病能力；防止癌从口入，注意饮食、饮水卫生，不吃霉变、腐败、烧焦的食物以及熏、烤、腌、泡的食物；不吸烟、不酗酒；科学搭配饮食，多吃新鲜蔬菜、水果和富有营养的多种食物；养成良好的卫生习惯等。同时注意保护环境，避免和减少对大气、食物、饮用水的污染；防止物理、化学和寄生虫、病毒等致癌物质对人体的侵害等。

二级预防是利用早期发现、早期诊断和早期治疗的有效手段来减少癌症死亡率。在平时生活中除加强体育锻炼外，还应注意身体的一些不适变化，定期进行体检。

三级预防是重视癌症治疗后的康复，防止并发症和后遗症，预防癌症复发和转移，从而提高生存质量、减轻痛苦及延长生命。

（二）加强癌症预防的主动意识

我们要努力提高对癌症预防、健康行为以及癌症早期表现的认知，有意识地让自己保持愉快的心情，积极行动起来，建立健康的生活方式，维持自身良好的心理状态，预防癌症。

1. 用良好的心态应对生活中的应激事件

要树立良好心态，避免压力，注意劳逸结合。压力是重要的癌症诱因。中医认为压力会导致过劳体虚，引起内分泌失调、体内代谢紊乱、免疫功能下降，导致体内酸性物质的沉积；压力也可导致精神紧张，引起气滞血淤、毒火内陷，我们在工作生活中要及时有效地进行压力缓解。

2. 加强体育锻炼，增强体质，提高免疫力

有实验研究证明：适宜的体育锻炼有助于增强抵抗力和减少癌症的发生，免疫力强者较免疫力弱者更能有效地预防癌症的发生。另据挪威奥斯陆大学的最新研究成果显示，人体内脂肪过多也是致癌的一个重要因素。脂肪组织可产生10~20种活性物质，其中一些是荷尔蒙类物质，而这些荷尔蒙物质都是伴随癌症而出现的物质。大约10%的癌症与人体内脂肪组织增多有必然关联，这些癌症主要是乳腺癌、前列腺癌、大肠癌和子宫癌。体育锻炼不仅能增强免疫力，而且能消耗体内多余的脂肪，从而避免癌症的发生。

3. 养成健康的生活方式

改变饮食习惯和调整饮食结构，如避免经常食用油炸、腌制、污染、霉变的食物等，就可以减少消化道肿瘤的发生；远离烟草，包括一手烟、二手烟和三

手烟，重视净化居室环境、改善厨房环境，同时重视室外大气污染的整治，就可以在很大程度上降低肺癌的发生机率；养成规律的生活起居习惯，顺应天时，避免经常熬夜、晨昏颠倒，就可以有效维护免疫系统的功能，从而预防癌症。

4．每年做一次防癌检查

健康体检是有效预防癌症的手段。通过科学、有效、规律的健康体检，可以发现一些亚健康状态，也可以发现一些"癌前病变"，对癌症预防很有意义。越来越多的研究证据表明，癌前病变如果没有得到有效的控制和处理，最终可能演变成癌。我们要重视每年一次的健康体检，有肿瘤家族史的人最好每年体检两次。

（三）培养合理的思维方式

心理社会因素通过不合理的思维模式影响情绪和行为。积极正面的思维方式产生积极愉快的情绪和行为，从而有利于身心健康；而消极负面的思维模式则导致累积众多的负面情绪、出现不良的行为，从而有损身心健康。我们在生活和工作中要努力培养积极合理的思维方式，经常将事情往好的方向看，用发展的眼光辩证地看，转换几个角度全面地看。当我们遇到无法接受的不良事件时，采用"甜柠檬心理"进行合理化，自己遇到的、拥有的都是好的、有意义的，也许事情不像表面看起来那么糟糕；当我们面对失去时，采用"酸葡萄心理"进行合理化，自己得不到的存在不足、没多大价值，先短暂地减轻内心的痛苦，避免心理崩溃，然后相信问题总会有办法解决，没有什么大不了，再积极寻找解决问题的有效方法。中国古人云"吾日三省吾身"，这是一种非常积极有效的心理预防和保健方法。每天检视自己一天的言行、想法，是否正确、是否合理、是否有一些消极念头或偏激想法，每天用这句话来激励自己，时时监测自己的起心动念，时时注意纠正自己不合理的思维方式、换个角度看问题，每天改变一点点，每天进步一点点，那么久而久之，就能养成一个健康和谐、积极正面的心理状态，从而对疾病也有了强大的心理免疫能力。

另外，如果遇到始终想不通、解决不了、心里过不去的问题时，一定要重视寻求专业心理咨询和治疗的帮助，因为这是潜意识中长期存在的一些根深蒂固的非理性的思维模式在作祟，自己往往被其指挥和操控着却不自知，单靠一己之力无法有效解决。若始终不能正视这些问题，选择长期逃避或采用不合理的方式处理，那么潜移默化间就会积累众多负面情绪，从而影响到身心健康。

二、保持健康的情绪，积极预防癌症

情绪是心理健康的窗口，它在很大程度上反映了一个人心理健康的状况。健康情绪对个人的身心健康有促进作用。负面情绪并不能马上致癌，但它却以一种慢性的持续性的刺激来影响和降低机体的免疫力，促使癌症的发生。负面情绪有两种情形：一是过于强烈的情绪反应；二是持久性的消极情绪反应，如不幸事件引起的悲伤、抑郁持续数周、数月甚至数年不能减弱或消除。负面情绪是健康的大敌，是癌细胞的"活化剂"。现代生活中，工作和学习上的长期紧张、工作和家庭中的人际关系不协调、生活中的重大不幸，都会直接或间接引起不同程度的负面情绪，若不及时处理和设法缓解，就会成为致癌的重要刺激因素。

（一）健康情绪的基本标志

1. 情绪的目的性明确、表达方式恰当

情绪是由适当的原因引起的，无论喜怒哀乐都有原因和对象，自己一般是能觉察到的。无缘无故的情绪反应是不正常的。

2．情绪反应适时、适度

情绪反应能随客观情境的变化而变化，引起情绪的因素消失之后情绪反应会视情境逐渐平复；情绪反应的强度能和引起它的情境相吻合，过于强烈或过于微弱的情绪反应都是不适当的。

3．积极情绪多于消极情绪

积极情绪能激发人的创造力、适应能力和自信心等。在生活和工作中，能够在大多数时间保持积极愉快的情绪。遇到消极情绪的时候，能够较快地认识到其存在的积极意义，及时将情绪垃圾格式化或进行调整，尽早地回复到积极的情绪状态。

（二）学会调适管理情绪

我们每个人心中都有一把"快乐的钥匙"，我们可以自己拿着它掌管自己的情绪。

1．培养积极情绪

一方面养成快乐习惯。让快乐成为一种心理习惯和态度，在生活中经常助人为乐、知足常乐、自得其乐、苦中作乐，积极发掘快乐情绪，发现不良事件的积极意义，并心怀感激。另一方面学会宽容悦纳。承认生活中有顺境也有逆境、有快乐也有痛苦，宽容地看待遭遇到的人和事，悦纳别人也悦纳自己。

2. 缓解负面情绪

情绪是人对客观事物能否满足自己的心理需要而产生的态度体验，还伴有独特的生理变化和表情动作。强烈或持久的负面情绪对患者健康产生危害，一是直接导致疾病的突发或加重病情；二是降低机体的抵抗力。如恐惧、焦虑等负面情绪通过边缘系统影响下丘脑和垂体，致使垂体功能失常导致内分泌紊乱，机体抵抗力下降，导致癌症的发生。因此，能较好地缓解负面情绪显得尤为重要。

（1）给情绪支撑。用积极的态度面对自己的负面情绪。我们可以先主动觉察自己的情绪："凡事发生必事出有因，是什么让我产生这种情绪？"然后肯定自己的情绪现状："每个人都会有这种情绪的时候，我也可以有这样的情绪。""这就是我现在的情绪，没什么大不了！"再感受自己的情绪反应情况："身体和表情的表现如何？""我的反应适时适度吗？""如果不这样表达会怎样呢？""我还可以试着怎么表达呢？"

（2）给情绪出口。用适宜的方式化解自己的负面情绪。一旦有了不良情绪，就要及时地宣泄出来，否则，会让事情变得复杂而难以解决。宣泄时，不要影响和危害他人，使他人感到痛苦。采取猛抽烟、喝闷酒、报复等行为，属于于人于己皆无益的有损宣泄。无损宣泄可以适度合理地转移注意力，方法有很多，如：做做运动、晒晒太阳、听听音乐、赏赏花草、改改形象、游游山水等。也可以找出这种情绪背后的正面意义，借助自己以前积极度过负面情绪的经验来缓解负面情绪。

（3）给情绪松绑。用主动的行为调适自己的负面情绪。我们可以根据自身情况选择适合自己的方式进行放松训练，在关注调适效果的同时更享受练习过程。放松训练可以有呼吸放松、冥想放松、身体放松等方法。这里介绍一种身体放松的方法，这种方法对于缓解焦虑、紧张、恐惧等负面情绪效果比较好。即使没有负面情绪的时候，每天坚持这样的放松练习，对于自身身心健康也非常有好处。

找一个宁静、没有干扰的环境，把屋子里的灯光调到昏黄迷蒙的亮度，配以自己平时喜欢的轻音乐，声音大小以自己舒适为宜，伴随着腹式呼吸，在自我心理暗示下，引导自己从头到脚进行放松。具体步骤如下：

选择一个舒适的姿势坐好或躺好，微微闭上你的眼睛作腹式呼吸。

吸气时用鼻腔缓缓地把清新的空气吸到你的腹部，呼气时用嘴呼出体外。吸气时你能够体验到含有丰富营养成分的空气营养着你全身所有的器官，呼气时你能够感觉到把紧张焦虑的情绪排出体外。甚至你可以体验到吸气时身体有一种向上漂浮的感觉，呼气时感到身体在下沉，再下沉。

随着呼吸你能够体验到你的每一根头发都在放松，头皮下丰富的毛细血管里含有营养成分的血液不断地营养着每一根头发，每一根头发。头皮上有一种温暖舒适的感觉。体验到这种温暖舒适的感觉的时候，大脑有一种从来没有过的放松和宁静。你愿意体验这种宁静舒适的感觉。随着放松，你的上眼皮越来越沉，越来越沉。感觉到上下眼皮紧紧地粘在一起，你不想睁开，你愿意体验这种闭上眼睛宁静舒适的感觉。

放松你面部的肌肉，体验到每一块肌肉都在放松。

放松你颈部的肌肉。颈部的肌肉放松的同时，可以感到你的头越来越沉，越来越沉，脖子越来越松软。

放松肩膀。肩膀肌肉放松的同时就像卸下了沉重的包袱一样，有一种从来没有过的轻松的感觉。

放松你的双臂、双手。放松双臂的同时你能够感觉到有一股温暖的暖流涌到了手心，手心有一种发热的感觉。手心发热的同时你的十个手指有一种发胀的麻酥酥的感觉。你感到你的两条手臂越来越沉、越来越松、越来越无力，无法抬起来。

放松你的胸部。胸部肌肉放松的同时，你能够体验到每一条肋间肌肉都在放松。

放松你的腹部。呼吸对腹部产生的负压使你的胃肠道功能得到了很好的改善，甚至可以听到胃肠蠕动的细小声音。

放松你的背部。去感受背部肌肉慢慢松弛下来，不再紧绷，不再把许多责任和压力背负在自己身上。

当你体验到这种温暖舒适的感觉的时候，你感到你的整个上半身都彻底放松下来，越来越沉、越来越舒服、越来越不想起来。

放松大腿、小腿、双脚。放松你的大腿、小腿的同时，你会感觉有一种温暖的暖流涌向了你的脚心，脚心有一种微微发热的感觉。脚心发热的时候你的十个脚趾有一种发胀的麻酥酥的感觉。

此时，你的整个身心已完全沉浸在放松状态中，你很安全，你放松得很好，你感到非常舒服……你休息了好一会儿……此时，你可以慢慢从3数到1，当数到1你就会突然醒来。醒来以后你会感觉到一种轻松、舒适、清新的感觉。3、2、1醒来。

训练注意事项：

一是放松训练前先进行腹式呼吸练习。吸气时，最大限度地向外扩张腹部，呼气时，最大限度地向内收缩腹部，循环往复，保持每一次呼吸的节奏一致，细心体会腹部的一起一落。要注意的是，用鼻吸气用口呼气；呼吸要深长而缓慢，深吸气时鼓起肚子，慢呼气时回缩肚子；身体好的人，呼吸节奏可尽量放慢加深，呼吸之间可加入屏息时间。身体差的人，可以不屏息，但气要吸足。

二是在放松过程中要集中注意力，用心体会放松时的身体感受。

三是放松可以按头皮→眼睛→脸部→颈部→双肩→双臂→双手→胸部→腹部→背部→大腿→小腿→双脚顺序进行。

四是可以添加一般性过渡语，加强暗示，提高放松效果。如："你越放松，就会感觉越舒适，就越容易放松""放松的感觉真好""好，你放松得很好"等。

五是重在坚持。这个过程每次约进行10~15分钟，偶尔一次两次效果并不持久，要长期坚持才会有实质性的效果。

三、塑造健全的性格，主动远离癌症

性格是一个人对现实的稳定态度和习惯化的行为方式所表现出来的个性心理特征。但凡长寿的人，其主要性格特点就是性格开朗、豁达、乐观。C型性格是指那种情绪受压抑的抑郁性格，表现为内向、不太善于交往和表达情感；内心追求完美，害怕竞争，常处于紧张状态；逆来顺受，爱生闷气；遇到问题常看事情的阴暗面，不易从困境中走出来。我们通常又称之为"癌症性格"。预防癌症除了要建立健康的生活方式、培养科学的认知、及时清理自身的不良情绪，还要远离"癌症性格"。

（一）自测有没有癌症性格

劳伦斯·莱森教授开列了一个问题表，可以帮助你辨别自己的性格。你不妨自测一下。

1. 你感到很强的愤怒时，是否能把它表达出来？

2. 你是否不管出了什么事都尽可能把事情做好，连怨言也没有？

3. 你是不是认为自己是个很可爱的、很好的人？

4. 你是否在很多时候都觉得自己没有什么价值？

是否常常感到孤独，被别人排斥和孤立？

5．你是不是正在全力做你想做的事？你满意你的社交关系吗？

6．如果现在有人告诉你，你只能活6个月，你会不会把正在做的事情继续下去？

7．如果有人告诉你，你已到了重症晚期，你是否有某种解脱感？

参考答案：

1．是。2．不是。3．是。4．不是。5．是。6．会。7.不是。

结果分析：

这些问题能帮助你了解自己对癌症的易患性有多大。如果你的答案与参考答案有2个以上是不相同的，就说明你具有潜在"癌症性格"的特征。但你也不要紧张，性格只是导致癌症发生的一个诱因，它可以随着一个人的成长环境、教育程度、价值观、人生观等影响而改变。因此，你需要正确处理生活中的不良情绪，有意识地重视性格的培养，这是避免癌症性格的好办法。

（二）优化不良性格

1．有意识地进行自我改造

人会在不同程度上以不同的速度和方式塑造着自我。随着认识能力、独立性和自主性的发展，其性格发展也从被动的外部控制逐渐向自我控制转化。如果我们能意识和促进这一变化，自觉地确立性格锻炼的目标，进行自我锻炼，就可以不断完善现实态度、意志、情绪、理智等性格特征。

每个人的性格特征中都有好的一面，也有不良的一面。要善于正确地自我评估，辩证地对待自己的优缺点，不能以古话"江山易改，本性难移"为借口拒绝改变。要充分认识到不良性格对自身的危害性，重视良好性格的培养；要学会觉察不良情绪，特别是那些严重的焦虑、抑郁、愤怒、不满等情绪，更要寻找合适的途径宣泄、缓解情绪，不能总是一味地压抑、克制，折磨自己、为难自己；要有意识地培养锻炼自己从恶劣心境和无助、无望状态中走出来的能力。有意识地进行改造是保健的重要手段。

2. 乐于交际，与人和谐相处

兴趣广、爱交际的人会学到许多知识，训练出多种才能，有益于良好性格的塑造和发展。要正确识别和评价周围的人和事，加入健康、积极的小团体中。人与人之间要互敬、互爱、互谅、互让，学会善意地评价周围的人和事，从大处着眼，宽以待人，大度处事，努力搞好人与人之间的关系，长此以往，性格就能得到和谐发展。在日常生活中，尝试主动去帮助别人，在体现自身的价值的同时，对别人的看法也会随之改变，有利于对性格的改善。

3. 保持乐观的生活态度

如果一个人偶尔心情不好，可能不至于影响性格。但若长期心情不好，对性格就会有影响。如你长年累月地为小事生气，就容易形成暴躁易怒、神经过敏、易冲动、沮丧等异常性格，这对健康不利。因此，平时要多从事各种体育、交友、旅游、娱乐等活动，寻求愉快的生活体验，乐观开朗地生活。当遇到挫折和失败时，尽量从好的方面去想，"塞翁失马，安知非福"，想得开，烦恼自然就会消失。有时，若心里实在苦恼，可以找亲朋好友交谈或去寻求专业人员的心理帮助，不要让苦闷积压太久，否则，容易导致不良性格的形成。

4. 营造良好的家庭氛围

人的生存离不开家庭，"家庭是制造人类性格的工厂"。C型性格的人，往往对人生、对事业，对人际沟通过分焦虑，不善与人交往，对不幸事件内心体验深刻，过分忍耐，容易长期处于压抑状态，乃至不敢正视矛盾，抑郁寡欢。这与个人成长中的家庭环境、教育方式、人际关系有明显关系。

整洁的家庭环境、良好的教育方式、和谐的家庭关系可以为健康性格的形成奠定扎实的基础。夫妻关系是"家庭的定海神针"，父母对孩子过于严厉苛刻，过分限制孩子自主表达自己的情绪，父母间的争吵、隔阂、猜疑、甚至关系破裂（父母离异或父母病故）等不和谐关系，会使孩子缺乏安全感、归属感，过度压抑情绪而导致心理失衡，造成性格缺陷。我们要创造一个温馨和睦的家庭氛围，一方面要建立积极良好的家庭关系和支持体系，另一方面要减少孩子因不良的童年经历造成性格缺陷的可能性。夫妻双方既要尽力协调好夫妻关系、亲子关系，也要协调好与父母的关系，从内心真心地谅解父母、感恩父母，自觉为改善自己的性格和塑造孩子良好的性格负责，这样才能更好地预防癌症的发生。

（三）预防癌症的心理小妙招

1. 培养多种兴趣爱好

2. 多晒太阳，适度的户外活动

3. 经常给别人和自己"松绑"

4. 多读书，学会慢生活

5. 学会及时恰当地表达情感

6. 换角度思考问题，不做无谓的联想

7. 接受和面对现实，活在当下

8. 多与朋友交往，取得高效的社会支持。

为了健康着想，不妨将这些预防癌症的心理小妙招变成良好的习惯融入平时的生活中，体现在积极良好的性格中，如果都能做到，相信癌症会离你越来越远，你收获的不仅仅是健康，可能还有更多的惊喜。

第三章 心理因素与癌症治疗

第一节 治疗期患者的心理状态
和影响治疗的心理因素

一、患癌后常见心理问题

当患者确诊自己患了癌后，一般会经历一个复杂的情绪波动过程，这期间会伴随产生一系列心理问题。这些由患癌伴随产生的心理问题反过来又会引起病情的进一步发展和影响治疗效果。一般来说，患者在得知自己患癌后通常会经历以下四个情绪波动阶段：

（一）应激反应期

在患者刚得知自己被确诊为癌症时，通常会出现强烈的情绪应激反应，表现为震惊、恐惧、心慌、眩晕，甚至昏厥、木僵等。此时患者感受到的是一种巨大的精神打击，似"天塌下来"的感觉，正常的生活秩序完全被打乱，一下无所适从，不知如何是好。

（二）否认怀疑期

在经历过短暂的应激反应后，患者开始启动"否认"的心理防御机制，来逃避强烈的情绪刺激和心理痛苦。患者开始怀疑和否认诊断结果，不相信自己患癌，拒绝面对患癌的事实，回避患癌的话题；或到处求医，希望推翻之前的诊断，心存侥幸，盼望出现奇迹。

（三）沮丧愤怒期

患者在确知无法改变诊断结果、患癌已成为事实后，情绪会陷入全面的低落和沮丧，感到孤立无助、悲观绝望，常常想到死亡，甚至出现轻生的念头或行为。另一方面，患者还会表现出愤怒、易激惹的状态，怨天尤人，哀叹命运不公，并且将这种情绪指向他人（通常为家人或医护人员），常为一点小事就大发脾气、迁怒他人，或无缘由地突然情绪激动、脾气暴躁，行为举止表现出攻击性。

（四）接受适应期

经历过前几个阶段的变化，患者会逐渐意识到一味的否认、逃避，或者一味的怨天尤人、发泄情绪是无法解决任何问题的，必须接受自己患癌这个事实，调整心态，配合治疗。慢慢地，患者开始接受和面对现实，被迫适应起"癌症患者"这个新的身份和新的生活状态。调查显示，通常适应良好、心态积极的患者治疗和康复效果要明显好于适应不良的患者。但也有很多患者始终无法接受现实，情绪陷入了全面的抑郁和痛苦之中，甚至有人放弃治疗，出现自杀行为。

这四个情绪变化阶段是根据普遍情况进行的划分，并不是在每个人身上都会表现得同样明显。有的人可能四个阶段都很明显，有的人可能只有其中一、两个阶段明显，其余阶段稍纵即逝，还有的人可能一开始就能很顺利地调节好心态，很快接受和适应现实。

在得知患癌后的情绪变化过程中，大多数患者表现出了一些共性的心理和情绪问题：

（一）焦虑和恐惧

焦虑是指无特定对象的担心、忧虑，恐惧是一种程度更高的焦虑。焦虑和恐惧是癌症患者常见的心理问题。焦虑症是一种并非由焦虑刺激引起，以焦虑情绪体验为主，同时伴有植物性神经系统功能紊乱的神经症，临床表现为焦虑性的情绪体验和各种躯体症状，如无特定对象的紧张不安、觉得大难临头但又说不出理由、坐立不安、心慌心悸、呼吸困难、消化不适、尿频尿急、头晕耳鸣等。焦虑症分为急性和慢性。急性焦虑症又叫惊恐障碍，即不明原因的突然惊慌恐惧、产生失去自我感、窒息感、濒死感，通常伴有心悸、呼吸困难、胸闷、头晕、手脚麻木、多汗、晕厥等躯体症状，一个月内至少发作三次，每次持续数分钟。慢性焦虑症又叫广泛性焦虑障碍，表现为慢性的、弥散性的对生活不现实的过度担心和紧张，焦虑情绪持续六个月以上，经常感到不明原因的紧张或烦躁，杞人忧天，总担心会发生某种不幸，时常处于高度警觉状态，如临大敌等，同时经常坐立不安、唉声叹气，交感神经功能亢进，容易出汗、心悸、胸闷、头晕、呼吸困难等。

　　通常患者在得知自己患癌后，都会出现暂时性的焦虑、紧张和恐惧症状，面对突如其来的打击毫无准备、手足无措；害怕无休止的痛苦治疗、怕麻醉意外、怕残疾、怕功能障碍、怕死亡等；忧心很多事情都还没有完成，放心不下家人、财产、事业等，并出现各种焦虑性的躯体症状。如果此时患者能够成功调整好心态或得到及时的心理干预，则这种暂时性的焦虑症状会逐步得到缓解，不会进一步发展为病症；但在目前的医疗条件下，通常很多患者都无法得到有效的心理疏导，久而久之暂时性的焦虑状态就逐步发展为弥漫性的焦虑症，经常莫名其妙、毫无缘由的过分紧张、担心和害怕，容易失眠，身心无法得到放松，生活质量受到很大影响。

（二）抑郁

抑郁是导致患癌的心理因素和患癌后常见的心理问题。很多研究都发现，抑郁型人格或长期处于抑郁心境下的人更容易罹患癌症。抑郁是一种持续的心境低落状态，思维缓慢，动作、言语减少和迟缓，若症状持续两周以上，便可以认为是我们所说的抑郁症。抑郁症根据程度轻重，可分为轻性抑郁症（社会功能无损害或轻度损害）、无精神病性症状抑郁症（社会功能损害明显但无幻觉、妄想等精神病性症状）和有精神病性症状抑郁症（社会功能受损明显且有幻觉、妄想等精神病性症状）。若心境低落状态未达到轻抑郁的标准，且病程至少已两年，其间很少有持续两个月的正常心境间歇期，则是恶劣心境。

患者在得知自己患癌后，会陷入一种抑郁消沉的心境之中，感到生活失去了色彩，对未来感到无助和绝望，原本的兴趣也慢慢丧失，做任何事情似乎都缺少动力，胃口不佳，常常失眠，生理和心理的快感都会丧失，并且在自我认知上倾向于消极负面的评价，认为自己是个失败者，容易无端自责，感到低人一等，自卑心理明显。基本上抑郁心境是遭受重大打击后的一种普遍的心理反应，若此时能得到社会的关爱和支持、有效的心理干预介入，这种状态可以慢慢得到缓解，患者可以逐步走出消极的心境，重新振作起来；反之，患者会全面陷入一种自罪自责、悲观绝望的抑郁症状态中，并且发展成严重的精神疾病，甚至采取自杀行为。自杀的癌症患者大部分都同时是抑郁症患者。在癌症患者中普遍存在的抑郁障碍部分是因为遭受患癌这个重大打击产生的；也有部分是患者在生病前就已经罹患抑郁障碍，并且随着确诊和病情的发展而症状加重；另有部分患者本身就是抑郁性的心理体质，如C型性格的人，在得知患癌的事实和接受一连串痛苦的治疗后，更容易有罹患抑郁症的风险。

（三）睡眠障碍

多数癌症患者都承认自己存在睡眠问题，明知失眠不利于治疗和康复，但还是不由自主无法入睡或睡不踏实。癌症患者的睡眠障碍表现为入睡困难、睡眠浅、睡眠时间少、易惊醒、多梦、醒后不解乏等。部分患者是由于得知患癌后，成天提心吊胆、担惊受怕，

61

心理健康与癌症防治

上床睡觉时当一个人静下来后，心里便开始胡思乱想，害怕死亡、害怕治疗，担心这、担心那，思绪纷飞，越想越焦虑，越想越害怕，导致迟迟无法入睡，久而久之便养成了习惯；部分患者是由于癌痛、放疗或化疗药物造成的机体不适、内分泌失调，进而影响到正常睡眠功能；另有部分患者经常毫无缘由地无法入睡，即使头脑中什么也不想，也睡不着，最后导致对上床睡觉产生了条件反射的恐惧心理，害怕睡不着，害怕因为睡不着导致病情恶化。这种长期持续毫无缘由的入睡困难便成为了失眠症。睡眠是一种主动的节律性生理过程，受中枢神经系统主导，通过规律的睡眠人体可自动修复白天受损细胞，消除疲劳、恢复体力、保护大脑，增进免疫系统功能，维持正常的生命活动。长期失眠会导致体内内分泌失调、生物钟紊乱，从而导致免疫系统功能下降，大大削弱机体抵抗力和自身康复能力。同时睡眠障碍还会进一步加重焦虑、抑郁等负面心境，从而产生恶性循环。因此，癌症患者必须高度重视自身的睡眠质量，找到有效措施解决失眠问题。

（四）应激障碍

应激障碍是主要由心理社会因素引起的对重大刺

激性事件的异常心理反应，通常与患者的人格特点、生活态度、教育程度、认知水平、社会文化背景等相关。应激障碍可分为急性应激障碍、创伤后应激障碍、适应障碍等。

1. 急性应激障碍

急性应激障碍通常在遭受急剧、严重的精神打击后立刻发病，表现为强烈的恐惧体验、表情呆滞、情感迟钝、心因性木僵、心因性意识模糊等，并伴有自主神经系统紊乱症状。病程通常较短暂，持续数小时至一周，通常在一周内缓解，在一个月内可达到完全缓解。在刚得知自己确诊患癌的消息后，一些心理素质不佳、对癌症有片面认识的患者会因此产生强烈的情绪反应，瞬间发作急性应激障碍。

2. 创伤后应激障碍（PTSD）

创伤后应激障碍也是由异乎寻常强烈的、灾难性的创伤事件或生活处境所引起，但延迟发生，通常在遭受创伤后数日或数月才出现精神症状，病程通常持续三个月至数年，主要表现为反复重现创伤性体验、持续性焦虑和警觉性增高，以及持续回避与创伤性事件相关的场景与情境。很多癌症患者的应激反应通常表现为创伤后应激障碍，事件发生时在防御机制作用下，不会立刻有强烈的情绪发作，但随着时间的推移，这种精神刺激开始慢慢浮现，表现为反复重现患癌时的经历和当时的内心体验，反复做相关的噩梦，回避谈及跟癌症有关的话题，表面上给人以冷漠疏离的态度，对周围环境和社交缺乏兴趣，经常处于高度警觉状态，难以入睡，常常担惊受怕，过度关注身体的任何细微变化，并伴有心慌、气短、胸闷等自主神经症状等。

3. 适应障碍

适应障碍是由于长期存在生活事件或困难处境，同时在患者的人格缺陷作用下产生的一种应激障碍，属于慢性心因性障碍，是一种主观的情绪痛苦和紊乱状态，介于正常心理反应和精神疾病之间，通常在应激源发生后一个月内出现，持续不超过六个月。适应障碍常伴有焦虑、抑郁等症状，并有适应不良的行为障碍和生理功能障碍。出现适应障碍的患者通常对癌症有认识误区，并且自身存在一定的抑郁或焦虑型人格特质，内心抗拒接受自己患癌的事实，无法适应"癌症患者"这个新的身份，或者无法适应各种治疗措施带来的痛苦，因此在心理上呈现出适应不良的状态，表现出各种负面的情绪症状，如抑郁、焦虑、愤怒、紧张、茫然、自卑、封闭等，行为上无法正常处理日常事务，无法积极应对疾病、配合治疗。

通常在持续一定时间后，随着应激源的消失，患者自身进行良好的心理调节并逐步适应，或者得到有效的心理干预介入，应激症状会慢慢消失。反之，则会发展为其他精神障碍，如焦虑症、抑郁症等。

二、影响治疗效果的心理因素

癌症治疗，目前主要依靠手术治疗、放射治疗、化学治疗、中医药治疗等主流医学手段（另外还有内分泌治疗、细胞免疫治疗、自然疗法等其他多种手段），来达到去除肿瘤、消灭癌细胞、转变机体内环境、预防肿瘤复发和转移直至彻底根除和治愈癌症的目的。虽然在治疗过程中，这些治疗手段和对之进行操作的医护人员起了主导作用，但要促使这些医学因素最终在体内发挥作用，实现治疗的最终目标，还必须依赖病人自身的身体素质和免疫能力。只有免疫功能健全、免疫系统良好运作，机体才有足够的能力促使这些医学手段在体内转化为积极的治疗效果。因此，对免疫系统运作有着重要影响的心理因素就对促进治疗效果起到了重要作用。治疗期间影响治疗效果的心理因素主要有以下几方面：

（一）消极认知

缺乏科学知识的患者，通常有根深蒂固的"癌症=绝症"的错误观念。抱持这种观念的患者，认为不管治不治疗，都是死路一条，顶多是延长一些生命时间罢了，对治疗采取不配合、消极对待的态度，甚至抵抗和放弃治疗。就算在家人朋友的劝说下，抱着一线希望接受治疗，也总是疑惑不断，稍有风吹草动就怀疑自己是不是出问题了，内心深处并不能相信自己能治好、能够生存下来，对未来充满了悲观和绝望。事实上，医学界早就否定了"癌症=绝症"的错误说法，世界卫生组织也早已认可癌症是一种可以控制、可以治疗、可以预防的慢性病。心理学中著名的"期待效应"（也叫"皮格马利翁效应"）指出：一个人的行为结果会受他的心理暗示所影响，显示出与他的心理暗示相一致的效应。如果对癌症抱持这种错误认知，认为自己是治不好的、自己没有那么幸运、自己命该如此，那么此类患者的心理状态和行为便会受这种观念的持续暗示所影响，表现出同样消极的心态和行为，如：缺乏坚定的信念和求生的欲望，对未来丧失信心、悲观绝望，行为上不积极配合治疗、被动退缩，甚至自暴自弃，这样就必然导致相应的消极结果，最终结果就会真的向患者所预期的方向发展。若患者从根本观念上就明确癌症是可以治好的、坚信自己是能够生存下来的，患癌只是上天对自己的一个考验，不放弃对生活的希望，积极配合治疗，与病魔顽强抗争到底，努力争取自己生存的权利，那么众多实例都证明癌症完全有可能治愈。而这类拥有积极信念的患者其最终治疗效果和生存状态都明显好于悲观消极的患者。

（二）负面情绪

人体自身的免疫功能运作正常是保证和促进治疗效果的根本基础。如果自身免疫系统已经崩溃或虚弱无力，那么再高明的医生、再先进的治疗手段、再优越的医疗环境也无法发挥作用。中医治疗的根本思路就是立足病患自身的机体抗病能力——即免疫能力，采用扶正祛邪的方法，首先增强人体自身的正气，提高机体自我修复的能力。"祛邪"要服从"扶正"，"正胜邪自去"。这里的"正气"就是现代医学所指的免疫系统。而拥有良好的心态和平和的情绪是保证免疫系统正常工作、修复已损伤的免疫功能的重要心理因素。如本章第一部分所分析，癌症患者在确诊后和治疗期间容易出现各种应激反应和负面情绪，如极度的恐惧、焦虑、抑郁、悲观、愤怒、自卑等。我们已经知道，负面情绪的长期积累是削弱免疫系统功能、诱发癌症的主要心理因素。若在治疗期间出现的这些负面情绪得不到及时有效的疏解，一直萦绕在患者心头挥之不去，且愈发沉重，那么将进一步削弱免疫系统的功能，使本来已经被疾病和各类治疗措施摧残得虚弱不堪的免疫系统更加雪上加霜。若免疫系统已经崩溃，或恢复速度赶不上病变速度，那么机体就会真正被疾病击垮。反之，若患者能够在治疗期间保持一个积极向上的心态和愉悦平静的情绪，淡定面对疾病，积极配合治疗，并对结果保持必胜的信念，那么这种积极进取的良性情绪将从正面促进本已损伤的免疫系统进行自我修复，进一步促进外在治疗方式在体内效果的发挥和机体自身的康复进程。

（三）猜疑、思虑过多

患者在消极观念和负面情绪的影响下，会不必要地胡思乱想、过度担心，陷入消极的思维模式中无法自拔、"钻牛角尖"，如总是担心自己治不好、怀疑家人和医生都在隐瞒自己、害怕治疗的副作用、过度关注身体的变化、担忧生活和工作中的事情无人料理、对未来忧心忡忡等。这些猜疑和过度思虑，又进一步强化了患者的各种消极观念，加重了患者的情绪困扰，使得患者越来越焦虑，越来越悲观抑郁，并且出现各种躯体症状，陷入了情绪和心境的负性循环中，并且从信念上进一步削弱了抗癌的斗志和信心。根据心理暗示原理，这种由过度猜疑和思虑引起的信念不坚定将可能会对患者的治疗和康复造成消极后果，随之滋生的负面情绪将进一步损伤免疫系统、削弱机体自身抗病能力。失眠是癌症患者中普遍存在的机能失调现象，主要就是由患者的过度思虑引起的。中医认为，"思伤脾""思则气结"。思虑过多，会致使脾气郁结，运化失常，损害消化系统功能。脾胃又为后天之本，主运化，统摄血液。脾胃功能失常，进而累及其他脏腑器官，会导致整体免疫系统功能紊乱，从而影响了治疗和康复效果。

（四）人际关系

人们克服困难的心理力量很大程度上来源于拥有高质量的、亲密的、互相接纳和关怀、具有良性互动和正向支持的人际关系，包括亲密关系和社会关系。患者在治疗期间的人际关系主要体现为与医护人员、亲密人员（家人、朋友）和其他患者（病友）之间的关系。人际关系的质量在很大程度上影响着患者的精神状态和治疗进展：医护人员是否能够给予患者以足够的尊重和理解，耐心倾听患者诉求，并根据不同患者的心理特征给予适当的心理支持和干预，与患者建立起充分信任、紧密合作的治疗关系；家人和亲戚朋友是否能够成为患者安心接受治疗的坚强后盾，给予患者悉心照料和情感支持，免除患者的各种后顾之忧，特别是家属是否能够调整好自身的情绪和心理状态，正确对待患者在治疗期间的种种情绪上和精神状态上的变化；患者在治疗期间也非常需要和有类似患癌经历的病友进行沟通交流，了解病情的可能进展和借鉴好的治疗经验，互相给予精神鼓励和心理安慰。一个优质的病友团体的建立和定期的团体辅导，将非常有利于患者的情绪稳定、树立正确的治疗观念、增强抗癌信心，不断推动其在抗癌道路上勇往直前。这些人际关系因素都对病情的进展和治疗效果起着重要的影响作用，好的人际关系本身就具有强大的疗愈效果。因此，癌症患者在治疗期间也要努力克服封闭、自卑的心态，打开心胸积极融入到各种人际关系中去，学会感受爱、表达爱和接受爱。

第二节 治疗期心理干预和
辅助心理治疗方法

　　尽管医学的发展已经使癌症能够得到早期诊断及治疗，提高了治愈率，延长了患者的生命，但是癌症的死亡率毕竟还是比较高的，人们往往得癌色变，一旦被确诊为癌症，有许多癌症患者在"色变"中心惊肉跳，情绪不断恶化，即使生理上还没有达到致死的程度，心理防线先崩溃了，身体也随之垮了。卫生部首席健康专家万承奎教授认为"癌症患者85%是被吓死的"，美国心理学家马丁·加德纳认为"美国630万例死于癌症的病人中80%是被吓死的，其余才是真正病死的"，所以"防止被吓死"，在辅助医学治疗时加以心理帮助具有重要的作用。

　　癌症的临床治疗一般包括手术、药物（化疗）和放射治疗，这些治疗手段在抗癌的同时也给病人带来了程度不等的副作用和并发症，使病人感到不舒服、明显的身体反应甚至剧烈疼痛。治疗的痛苦过程给病人带来了沉重的精神压力，因此，除了药物和营养的支持，病人的心理治疗也成为癌症医治过程中的一个重要组成部分。

尽管没有详细资料明确证实心理治疗能延长癌症病人的寿命，但仍然有不少癌症病人通过寻求心理学方法的帮助，增强了抗癌的信心和斗志。心理治疗作为癌症治疗的辅助手段，改善了许多患者在抗癌过程中的生活质量，这就是心理治疗的价值。其实，心理治疗自古就有。中国是世界上最早采用心理治疗的国家之一，早在2000年前的中医经典著作《内经·宝命全形论》中就指出，治病"一曰治神，二曰养身，三曰知毒药为真，四曰制砭石大小，五曰知脏腑血气之诊。五法俱立，各有所先"。由上可见，古人治病，以调治精神为主，即所谓"一曰治神"，古人还创立了一套心理治疗的方法，情志相胜治疗就是依据五行相胜的这种互相制约的关系，用一种情志去克服相应的另一种情志，制约由后者过盛所产生的疾病，以达到治疗目的。例如：恐胜喜、喜胜悲、悲胜怒、怒胜思、思胜恐等。

癌症治疗期间的心理治疗是以医学心理学理论体系为指导，以良好医患关系为桥梁，有意识地使用各种心理学技术，以达到改变患者个性或行为为目的所采取的治疗手段。另外一种解释是，心理治疗是根据心理学原理，分析和了解患者过去与现在的心理与病理状态，选择适当的时机，用有针对性的语言或其他适当的方法，作用于患者的高级神经中枢，从而改善患者的精神状态和机体状态，调动患者体内的代偿功能，增强其抗病能力，改善或消除病理状态以及由此而产生的各种身心症状，重新建立机体与环境之间的平衡，以达到促进治疗目的的一种医疗方法。在世界各国，这种方法被越来越多的患者所接受。

一、及时进行认知调整

凡是得了癌症的病人，不管自己是否意识到，事实上已经处在和癌症作斗争的第一线，每时每刻都在和癌症进行着殊死的搏斗，既是"指挥员"又是"战士"。所以，癌症患者求治的积极性就变成抗衡癌症的原动力。大量临床经验总结出，癌症患者求治的积极性是促进治疗效果发挥、延长生存期的关键。拒绝治疗，或者虽然接受了治疗，但配合不主动，和积极配合医生共同努力完成治疗过程，治疗效果是完全不同的。如同消极的心理会成为致癌的因素一样，健康积极的心理是战胜癌症的重要条件。树立正确的认识和积极的心态，就像注射了一支"心理疫苗"，为战胜病魔配备了强大心理武器。

（一）对患病的再认识

患者的许多消极心理反应均来自于"癌症等于死亡"的错误认识。一旦查出得了癌症，原先对癌症的错误认知往往使患者还没治疗，就已经陷入了绝望情绪。一些影视作品对癌症"死亡面孔"的凄惨渲染也在潜移默化里加重了人们对癌症的恐惧。正确认识癌症对于配合治疗、恢复健康具有重要作用。一方面承认癌症是一种严重的疾病；另一方面相信只要配合治疗，保持良好的心理状态，癌症是可以治疗的，即使不能治愈也可与癌症"和平共存"。其实癌症就像冠心病、高血压、糖尿病一样，是一种可以治疗、控制、甚至治愈的慢性病，有些癌症只要体内的癌细胞不进一步发展，就可以与它"和平共处"，健康"带癌生存"。有些人甚至认为，恶性肿瘤有时还比冠心病、糖尿病等要好一些呢，因为不少肿瘤患者五年以后可完全稳定，不再需要定期用药，而冠心病、糖尿病、高血压需要终身服药。如果把人类与癌症之间的较量看成是一场战争，癌症的治疗并非一场"不是你死就是我亡"的决战，要有与癌症打持久战的准备。近年来，人们研制肿瘤药的出发点也发生了明显的转变，从以往热衷于消灭癌细胞转为抑制癌细胞生长，其中肿瘤内科的靶向药物更是异军突起，通过精准靶向治疗，准确地作用于癌细胞，阻断肿瘤生长通道，抑制癌细胞增殖，减小其对机体的破坏，在患者总体生活质量不明显降低的前提下，将病情长时间地稳定住。就如许多慢性病患者一样，只要病情能够得到有效的控制，就可以生活得很好。请治疗效果好的病友现身说法，有时也能收到显著的效果，增强病人战胜病患的信念。

（二）对治疗的再认识

癌症治疗需要一个较长的过程。在治疗中，治疗方法对于治疗效果有决定性影响。在选择治疗方法时，要根据患者的年龄、发病部位、身体素质以及病情（初发、已转移或扩散）等多方面的情况决定。同样的病情，年龄、身体素质不同，也不能选用同样的治疗方法。目前，治疗癌症主要有化疗、放疗、手术和中医药治疗等四种疗法。在一般情况下，早中期局部肿瘤，可用手术摘除或结合放疗、化疗手段治疗，争取尽快消除或控制局部原发病灶，避免拖延时间，减少癌肿转移或扩散的可能，这是"急则治标"的办法。同时，还可以使用中药调整机体的平衡，补虚扶正，增强身体抗病功能，清除残留癌毒和根除病因，争取得到治本的医疗效果。

癌症的治疗对患者来说也会产生一定的心理、生理影响，如手术治疗会产生疼痛、恐惧，导致形象受损，放疗、化疗会使患者产生恶心、呕吐、脱发、身体虚弱等症状。绝大多数癌症患者会产生较明显的焦虑、抑郁、紧张、愤怒和担忧。患者要学会接纳这种感受，选择合适的环境和表达机会，宣泄不良情绪，以积极的状态努力配合治疗，使问题得到较好的缓解。

（三）对自己的再认识

确诊为癌症之后，很多患者最初的感受往往是"没救了""没法活了""一切都没有意义了"，继而情绪低落、焦虑、恐惧，这是人之常情。一味的抱怨自己为什么这么倒霉于事无补，不如接纳生病这个现实，从悲观中走出来，去反思什么原因使自己罹患疾病，自己过去的思维模式、生活方式和行为习惯存在什么问题，怎样去修正改善。从某种角度上来说，患病是在帮助你更好地了解自己、关爱自己，更深刻地理解生命的价值和意义，使自己的生活朝积极的方面去改变。只有自己正确面对疾病，确立生活目标，建立起积极配合医生治疗的信心和勇气，做好全力以赴打好这场持久战的心理准备和生活计划，才能够最终战胜癌症，延长生存期，甚至实现治愈。

二、主动调适负面情绪

良好的心理状态，可以提高机体的免疫力，对癌症的治疗有好处。被告知确诊为癌症的消息，在癌症治疗过程中的不良反应、睡眠障碍、疼痛等，都会使患者出现焦虑、恐惧、抑郁等负面情绪，影响治疗效果。强烈或持久的负面情绪会对患者健康产生危害，一是直接导致疾病的突发或加重病情；二是降低机体的抵抗力。所以缓解患者的负面情绪显得非常重要。

由于人们对癌症的认识各不相同，患者在被确诊为癌症时，往往会产生各种复杂的心态。即使是一个心理素质很好的人，也难免产生心理的波动。由于每个人的人生观、价值观、心理素质以及性格、修养各不相同，所以对患癌症所产生的心理也不尽相同。有些人会表现得毫不在乎，过于超脱，不积极治疗，听之任之；有些人则过度紧张，忧虑重重，恐惧害怕，抑郁消沉甚至悲观绝望；有些人则能正确认识，勇敢而理智地面对疾病，即不恐惧害怕，也不掉以轻心，而设法争取时间，积极配合治疗。患者持有何种心态，对治疗及康复至关重要。前两种心态均对治疗不利，后一种心态应是我们所提倡的。有"斗争精神"的患者生存年数要比"向癌症投降"的患者长些。然而并不是所有的患者从一开始就会有一个良好的心态，绝大多数患者都需要一个逐渐调整的过程。在调整过程中，他人的支持、鼓励和帮助是一个方面，但更重要的是患者的自我心理调节，这是癌症患者应该充分认识并且必须重视的问题。

（一）正确认识自己的负面情绪

癌症是一种特殊的疾病，当患者得知自己患癌后，由于它的严重性和人们对其产生的偏见，使癌症患者更易出现焦虑、紧张、恐惧等情绪反应。患者为了减轻这种心理上的痛苦，开始怀疑诊断是否正确。这种"否认态度"可缓解心理上的巨大压力，但这种方法由于严重扭曲了现实，只能在短时间内起一定程度的安抚作用。当患者了解到自己患癌的事实确凿无疑时，由此产生的沮丧、抑郁、恐惧、焦虑等负面情绪，可严重影响患者生活质量，干扰治疗进程。

1. 觉察负面情绪，感受躯体症状

患者可以先注意观察自己的这些负面情绪和随之而来的躯体症状，认可它们的存在是这个阶段通常都会出现的，是可以理解的，告诉自己"这就是现在的我""这是我现在的一个状态";然后尝试着学会与自己的这些负面情绪和躯体症状相处。可以通过自问自答的方式向内探究"我因为什么焦虑紧张?"感受自己的躯体症状"这些情绪引起我哪些身体的不适?""这些情绪和症状会带给我什么好处和坏处?""如果不这么做,还可以怎么做?怎么做会更好些?"也可以让自己置身事外,看着那个承受着那些情绪和症状的自己是怎么做的,然后静静地看着那个自己、陪着那个自己,直到那个自己平静下来。

2. 评估情绪程度,享受应对过程

焦虑、恐惧等负面情绪也是有意义的,患者只有先接受它,才能把内心的情绪充分发泄出来,减轻内心的不安,最终形成积极的情绪。适度的紧张、焦虑、恐惧可能不是坏事,它们可以促使患者充分调动自己的主观能动性应对目前的现状,想方设法调动全部的资源来改良自己的生存状态,就像适度的焦虑能够让考生考得更好一样。

法国波尔多大学心理实验室的心理学家在1993年1月到1995年1月之间选取首次确诊为乳腺癌的肿瘤患者作为临床研究对象,收集了75名肿瘤患者的有用材料,进行了一项长达10年的追踪临床研究,认为适度焦虑可延长乳腺癌肿瘤患者寿命。

如果焦虑、恐惧过度并已严重影响患者的生活和治疗，就要尽快进行疏导，及时缓解。患者可以先对自己当时的焦虑恐惧程度进行评估，有一点焦虑恐惧是1分，非常焦虑恐惧是10分，自己给自己打分。如果感觉焦虑程度过高，并已经影响了生活，就要进行放松练习，让自己全身处于完全放松状态，直至焦虑恐惧情绪完全消失为止。当自己再次感觉到焦虑、恐惧来袭时，再进行等级评估、放松，直到缓解。不要排斥、压抑自己的负面情绪，也不要抗拒这种应对方式，要学会享受应对过程和由此带来的身体舒适感，增加内在力量，更好地面对疾病和治疗。

（二）积极管理自己的负面情绪

癌症患者首先要"认命"，既来之，则安之，自己已经得了癌症，先坦然接受，跟身体内的肿瘤"和平相处"。其次，患者要在战略上藐视癌症，相信癌症是可以战胜的，给自己希望和信心，减少严重负面情绪的出现。再次，要在战术上重视癌症，充分认识癌症，把握好每个治疗细节，调动机体的有利因素，主动缓解负面情绪，为自己想要的结果付出实际行动，努力战胜癌症。

1. 及时适度宣泄，转移注意力

患者可以多与他人聊天交流，减轻思想负担，释放比较明显的焦虑、抑郁、紧张、愤怒和担忧等情绪。如果情绪的产生是因为疾病的治疗和副作用造成的，可以寻找机会和医护人员交流，耐心倾听他们的引导，使情绪问题得到缓解。如果情绪的产生是家人、朋友的语言、态度和行为引起的，可以试着表达出来，交换意见，相互体谅，换位思考，协调改善。也可以通过哭一哭、唱一唱（唱自己喜欢的歌曲或能反映当时情绪的歌曲）、动一动（进行简单的、符合自己身体状况的适度活动）、写一写（记录下自己的情绪状态和身体感受，以及治疗过程和自己配合治疗的情况）、画一画（想画什么就画什么）、看一看（看感兴趣的书、轻松诙谐的电视节目）、想一想（回想以往开心有趣的事情、重温自己的成功、想象自己在喜欢的环境中自由自在游玩的情景）等方式来转移注意力，适度宣泄，逐步减轻负面情绪。

适度的运动也可以作为治疗期间转移注意力、宣泄情绪的一种积极的方式。一是有助于缓解躯体不适，如可以降低血栓的发生风险（术后久卧不动，容易发生血栓），可以促进胃肠功能、改善食欲，可改善睡眠、恢复体力；二是积极进行功能锻炼，可将手术造成的损伤降到最小，如乳腺癌患者的患肢活动；三是要根据患者的治疗情况、体质，选择适宜的动作方式、运动强度和运动时间，尽量以缓和的运动为主，以局部运动为主。

2. 自觉坚持放松训练

人的身心是相互影响的，心里紧张、焦虑、恐惧、抑郁，身体也会有不适反应。放松身体能帮助放松心情。患者可以根据自身情况选择适合自己的方式进行放松训练，放松训练可以有呼吸放松、冥想放松、身体放松、渐进式放松等方式。在确诊后、手术前可以多采用渐进式肌肉放松法练习，手术后可以多采用呼吸放松和想象放松法。这里介绍渐进式肌肉放松的操作方法。

练习步骤：

（1）手部的松紧。第一部分先进行手部肌肉的练习，将手握成拳头状，尽量握紧、握紧，这时候可以感受到手有震动的现象。然后持续5~10秒，再把拳头缓缓地放开、放开……让手部的肌肉尽量放松。在拳头松开的时候，集中你的注意力去体验肌肉放松的感觉。再重复手部肌肉握紧、放松的步骤两次。

（2）手臂的松紧。双手紧握成拳头状态，然后双手及前臂向上弯曲，让手臂向上的肌肉出现紧张的状态，手腕尽量贴近肩膀，用力保持这种手臂拉紧的状态5~10秒，然后把双手慢慢放下来，把注意力集中在整个手臂拉紧和放松的感觉中，松弛约10秒之后，再重复紧松的步骤一次。

（3）脸部的松紧。脸部肌肉分额头、眼部、牙关节、嘴唇和舌头五个部分。额头：把眼、眉尽量往上抬，让额头的肌肉处于紧张的状态，再恢复原状，感受额头的放松。眼部：用力把两眼紧紧地闭起来，可以感受到眼部肌肉的紧张，5~10秒后再慢慢放松。牙关节：用力把牙关节咬紧，就可以感受到牙关节肌肉紧张的状态，5~10秒后再慢慢放松。嘴唇：用力将上下嘴唇合在一起，就可以感受到嘴唇的紧张，5~10秒后再慢慢放松。舌头：用力将舌尖顶上颚，5~10秒后再慢慢放松。

（4）颈部的松紧。颈部的松紧分前后两部分，首先将头尽量往后仰，持续5~10秒，然后让头缓缓回到正常、自然的位置。然后练习前颈肌肉的松紧，把头尽量往胸部垂下，让下颚尽量接近胸前，持续这种紧张的状态5~10秒，再缓缓把头抬至正常、自然的位置，感受松弛的感觉约10秒钟，再重复一次前后颈部由紧到松的步骤。

（5）肩膀的松紧。用力将肩膀向上提，尽量让肩膀贴近耳朵，用力再用力，持续5~10秒之后，再让肩膀慢慢地自然垂下，尽量放松，松弛10秒之后，再重复一次紧松的步骤。

（6）胸部的松紧。吸一大口气，使胸部和肺部尽量扩张，就可以使前胸的肌肉紧张。保持5~10秒，然后慢慢呼气，感觉胸部的肌肉慢慢松弛下来。

（7）腹部的松紧。将腹部向内收缩，即可感到腹部肌肉紧张。保持5~10秒，然后慢慢还原，感觉腹部肌肉的放松。

（8）背部的松紧。将两边肩膀向后压，胸部肌肉自然会向前挺起，而背部肌肉也会感到紧张。保持5~10秒，然后慢慢还原，感觉背部肌肉的放松。

（9）腿部的松紧。先将双脚直直抬高，离开地面，脚底尽量向下压，这样小腿的肌肉就会感到紧张，持续5~10秒后，再慢慢将双脚放到地上；再将双脚直直抬高，离开地面，这次将脚底往上勾，持续5~10秒后，再放回地上。

练习注意事项：

一是每部分的放松都要按照5个步骤进行：集中注意——肌肉紧张——保持紧张——解除紧张——肌肉松弛，尤其要集中注意力，去感受肌肉从紧张到放松的过程。

二是在放松过程中肌肉由紧张到放松要保持适当的节奏，与呼吸相协调。每一组肌肉的练习之间应有一个短暂的停顿。

三是在让自己的肌肉紧缩的时候，不要用太大的力以至于到自己不舒服的程度，可以根据自己的身体状况，适度地用力就好。

四是每次练习尽量从头至尾完整地完成。如果练习到一半，被别人打扰了，也不要生气或气馁，余下的部分等你有空的时候完成就可以了。如果觉得今天没有做放松练习的心情，可以先试着做几分钟看看。做了几分钟之后，若还是没有心情继续，没有关系，等到想练习的时候，再练习也可以。千万不要因为缺了一次没有练习，就让自己的心情不好。

五是要持之以恒，才会见效。一般可以每天练习1~2次，每次大约15分钟。

3．充分利用社会支持

绝大多数患者在确诊得病后及后来的治疗过程中，

都迫切希望自己的疾病能够被治愈，难免出现焦虑、恐惧、抑郁等负面情绪。此时，患者自己一个人可能不容易渡过难关，要学会尽快适应患者角色，充分利用自己的社会支持系统，获得有效帮助，给自己强有力的心理支持，以便增强面对疾病和负面情绪的承受能力，从而解除顾虑，树立信心，积极配合治疗。如向医务人员了解疾病的治疗情况、各种治疗措施的疗效和毒副反应及处理方法，做到心中有数；从自己、家人和朋友提供的正反面案例中了解心理因素和自身抵抗力在癌症治疗中的重要性，增强自己与癌斗争的主动性；接受、享受、感恩家人朋友的照顾和帮助，但不过分依赖和请求，尽可能在力所能及的范围内生活自理，这也有利于身体的恢复；经常参加各种抗癌活动，在集体治疗中互相交流、相互支持，解除心理的紧张、焦虑和恐惧。

三、缓解治疗过程中的不良反应

治疗过程中，患者本人除了要及时缓解负面情绪，还要选择合适的方式妥善处理和缓解治疗过程中的不良反应、睡眠障碍、疼痛反应等。

（一）化疗反应的缓解

化疗是把双刃剑，在起到良好治疗效果的同时也会给身体正常细胞造成损伤，引起一些副作用，如胃肠道不适，轻者有恶心感、厌食，重者则引起剧烈呕吐。呕吐反应一般在化疗结束3～5天后逐渐减轻。有些人呕吐剧烈，甚至在化疗后一段时间内仍有呕吐或严重恶心感，影响食欲。有些人皮肤出现硬结、色素沉着，严重者可发生红、肿、热、痛。有些人白细胞降低、免疫力下降、脱发等。副作用大的患者容易陷入紧张、悲观之中，情绪低落，意志消沉，丧失与疾病作斗争的信心，所以设法缓解化疗的不良反应显得尤为重要。

患者可以在化疗前做好充分的身体和心理准备，相信无论化疗中自己出现什么情况都是正常的，相信自己能够渡过这个难关。化疗开始后要觉察身体的反应、接受当下的感受，出现恶心、呕吐感觉时进行放松练习或者转移注意力，也可以采用自我意象治疗方法。

自我意象治疗：让自己静静地平躺在床上，两手放于身体两侧，作几次腹式呼吸，待心情平静后，把病灶想象成为某一特定的东西，想象出它的样子和位置，想象化疗药物是一种强有力的武器，免疫细胞就像勇敢的士兵，拿着这种武器在与癌细胞作斗争。自己是战场军官，指挥着这场免疫细胞和癌细胞的战斗，最终免疫细胞大获全胜。心中不断默念引导语：杀死癌细胞，杀净癌细胞，一堆癌细胞被消灭了，我很舒服，我的健康增加了一分；又一堆癌细胞被消灭了，我更健康了，我很舒服，我的身体会越来越健康了；免疫细胞越来越有经验，越来越有效率，杀得癌细胞无处藏身，我感到身体的抵抗力越来越强，身体越来越健康。这样的自我意象治疗每天可以连续做几次。

这样子不断地反复练习，反复地输入，当患者潜意识可以接受这样一个指令的时候，所有的思想和行为都会配合这样一个想法，既转移了注意力，缓解了化疗反应，又朝着战胜疾病的目标前进，直到达到目标。意念引导语要正面积极，不断重复，每次尽量只设定一个目标，可以应用多种形式的引导语针对同一个目标。

（二）睡眠障碍的缓解

睡眠障碍是癌症患者常见症状之一，大部分癌症患者都存在失眠现象，睡得很晚，醒得很早，睡眠质量也很差。失眠的主要原因一方面是日夜不分的疼痛和治疗的副作用使得病人寝食难安，另一方面是无能为力的绝望。癌症患者的失眠和健康人的失眠是不一样的，患者失眠期间主要是"想事"，会想到死亡，甚至想到死去以后。他们会翻来覆去地想，不断吓唬自己。得不到充足的睡眠和休息，病人不但会消耗体力、精神不振，而且长此以往身体状况会越来越差，免疫系统受到严重影响，抵抗力降低，病情加重。所以，解决癌症患者的睡眠问题就显得十分重要。

对于失眠不是很严重的患者，除了改善睡眠环境，合理安排并调整作息时间，注意饮食，建立适合的生活规律，白天进行适当的活动或锻炼外，也可以采用一些简单的方法自我调节。下面介绍一种自我催眠的方法，患者自己既是引导语的发出者，又是执行者，不妨试着练习。

在准备入睡前，平躺在床上，双臂置于身体两侧，闭上双眼，然后按如下指导放松自己。

1. 躺好后作4~5次腹式呼吸，心情平静后，自我暗示："心情平静，全身完全放松。"

2. 先把注意力集中于右手臂、右手、右肩的部分，然后开始反复暗示5~6次："右手臂放松……右手很重……感觉很舒服……"左手依法进行。接下来是右脚、左脚。"心情非常平静"的暗示可适当穿插于各部位间转换的过程。

3. 把注意力重回右手，并对自己反复暗示5~6次："右手很温暖……左手很温暖……"接下来是右脚和左脚。"心情很平静，很愉快"的暗示穿插于其中。

4. 在心中反复暗示自己5~6次："心脏很平静地按照正常规则在跳动着……"同时不断辅以安静暗示："心情很好，很平静，心脏在有规则地跳动着。"

5. 反复暗示自己5~6次："呼吸很轻松……"同时也自我暗示："心情非常平静……吸气缓慢，吐气轻松……"

6. 整体放松，暗示自己："我全身放松。头部很轻松，很舒服；颈部很放松；我感到胸部放松了，呼吸很平稳，很慢，很深；背部很放松，身体有往下沉的感觉，越来越放松，感到身体越来越沉重，越来越往下沉；手臂放松，肌肉放松；手也放松，手指都松的不想动了；腹部放松；全身很舒坦，我已进入轻松的催眠状态；大腿放松，大腿很重，很沉；小腿和脚全放松了。好的，我的全部身心现在都已经完全放松下来了，全身放松了，全身舒坦，感到非常轻松、非常舒服……现在我的眼皮很重、很重……我很困，我想睡了……我真的很困了……非常想睡觉了……我马上就睡着了……我好好地睡吧，我会睡得很深、很香，一直睡到六点半醒来（可据自己习惯确定睡醒时间）……醒后精力旺盛、精神爽快、全身轻松……我会睡得很好，到时候就醒来，醒后特别舒服。"

这种促进睡眠的办法，起初的几天可能会需要重复进行几次或多次才能入睡，但在过一段时间后逐渐就能越来越快地进入睡眠状态，甚至可以在第一阶段的放松时就进入睡眠状态。由于在催眠暗示中设置了醒来的时间（如早上六点），那么即使睡眠中间醒来（尤其是在化疗期间需大量饮水，因此半夜会多次醒来小便）也会很快就睡着的。

（三）疼痛的缓解

癌痛，是癌症患者都会不同程度出现的一种不良反应，尤其频发于晚期阶段。癌症晚期，疼痛已经成为严重影响病人生活质量的重要问题。如果说，恶性肿瘤是摧毁人健康生命的致命杀手，那么，晚期癌痛对于患者来说就是压死骆驼的最后一根稻草。尽管癌痛并不足以致命，但它慢慢地、持续性地折磨着病人，让其饱受煎熬。

西医药物治疗癌症疼痛，虽说可以在较短时间内较为迅速地缓解癌痛，但是吗啡类药物是通过暂时性的麻醉神经来缓解疼痛，如果服用剂量大，很可能出现高度兴奋、意识不清、出现幻觉等现象，长期服用甚至会依赖成瘾，即产生"鸦片效应"，不到万不得已应尽量少使用。

对于疼痛较轻的癌症患者，多进行自我心理调节能够在一定程度上帮助其缓解疼痛。

1. 正确看待疼痛

疼痛可以促使患者保护疼痛区域，以避免有害刺激并寻求帮助保护。疼痛可以是钝感的、沉重的、拉扯的、急剧的、尖锐的、灼烧的、刺穿的、撕裂的、阵痛的等多种感受和体验。当下所体验的疼痛与患者过去的疼痛经验和未来所预期的疼痛有关，直接的疼痛会被过去的疼痛放大，也被未来可能的疼痛增强。因此，当疼痛来袭时要注意接受、感知。

2. 尽情倾诉或宣泄

当癌症患者出现疼痛等不良症状时，应允许并且鼓励患者向周围的家人、朋友或是看护人员倾诉。如果患者已经到了十分疼痛的状况，即使是痛骂或是怒吼，也应该给予理解。此时患者身体十分难受，疼痛也会对其心情造成很大的影响，患者可能出现烦躁、生气等不良情绪，让患者彻底发泄，对于缓解患者疼痛、舒缓情绪有一定的帮助。

3．设法转移注意力

患者往往容易集中精力在病情、身体的疼痛感以及由此带来的负面情绪上，此时如果让患者做一些其感兴趣的、需要集中注意力的事情，如看电视、玩手机游戏等，转移对疼痛的注意力，患者就会感觉好受一些。

4．用暗示和催眠缓解疼痛

（1）心理暗示。在患者觉得疼痛的时候，可以通过医生或者护理人员告诉他们现在进行的就是止痛治疗，让他们相信自己已经接受了止痛治疗，收到积极暗示，可以在一定程度上缓解疼痛感。

（2）自我催眠。按照第二章介绍的身体放松的方法，让患者将注意力集中在头、颈、肩、手臂、手、胸腹、背、腰、腿、脚等部位，配合腹式呼吸，并配合或沉重、或温暖、或舒适的暗示和想象，逐一放松身体，可以使患者进入催眠状态，注意力转移，暂时忽略疼痛。患者也可以同时想象随着每次吐气，疼痛都被慢慢地吐出体外，并暗示自己："疼痛正在慢慢消失……疼痛越来越轻了……越来越轻了……我感觉不到痛了……我现在很放松、很舒服。"或者将疼痛想象成一团烟雾或一块坚冰，在每次吸气的时候想象将新鲜的空气和太阳的光热充分吸进身体，滋润着身体的每一处细胞，太阳光照射在疼痛部位上，逐渐消融着那团烟雾或那块坚冰，想象在太阳光的持续照耀下，烟雾或坚冰正一点点消散、越来越小、慢慢消失了，并随着呼气把疼痛的感觉深深吐出体外，配以心理暗示："疼痛越来越轻了……越来越轻了……疼痛正在消失……我感觉不到痛了……我现在很舒服、很健康。"不断重复进行，直到疼痛感得到有效缓解或消除。

需要注意的是，自我催眠过程中要尽量选择一个舒适的体位和舒服的环境，练习过程中尽量闭着眼睛，排除杂念，集中注意力。如果患者实在感觉疼痛难忍，较长时间的自我催眠都不奏效，可以寻求医生的帮助。

三、积极寻求专业人员心理帮助

患者如果出现明显的不良应激反应，且不能进行及时有效的自我调节，从而导致应激障碍，就必须尽快寻求专业人员给予危机干预。患者如果出现比较严重的心理问题，通过家人和朋友的帮助、自我调节仍然不能缓解，也需要及时寻求专业的心理咨询和治疗。

患者的人格特征、童年经历、生活工作中经历的应激事件以及应对事件的方式各不相同，影响患者心理的因素多种多样，所以心理治疗的形式和内容也是丰富的。从进行的方式上看，可以单独使用一种心理疗法，也可以结合其他物理、药物等疗法，将心理治疗作为综合治疗中的一个组成部分；从内容和种类上看，心理治疗包括支持疗法、认知疗法、精神分析法、催眠疗法、行为疗法、生物反馈疗法，以及借助于音乐、绘画、舞蹈的表达性艺术疗法等等；从形式来看，心理治疗分为个体治疗和集中治疗两种。心理工作者在无条件接纳和全然的积极关注中与患者充分建立良好的互动关系，灵活运用各种心理辅导技术，帮助患者缓解负面情绪、选择正确的应对方式，更好、更有效地完成治疗过程。

（一）认知治疗

艾利斯合理情绪疗法可以通过心理诊断、领悟、修通、再教育四个阶段，帮助患者以合理的思维方式代替不合理的思维方式，对患者过去行为进行剖析，使情绪反应理性化，通过改变不合理信念来缓解患者的负面情绪。很多癌症患者存在悲观失望情绪，认为患了癌症等于判了死刑。这时可以通过告知患者目前手术、化疗药物、放疗等方面的进展，介绍成功的治疗病例等，帮助患者重新正确看待疾病的治疗，建立合理认知。认知改变了，患者的情绪就会好转了。

（二）行为治疗

相当一部分癌症患者对化疗和放疗存有恐惧心理，甚至产生回避行为，对此类患者可采用逐级暴露、系统脱敏等行为疗法，以便减轻焦虑、恐惧、紧张，增强应对能力，及时适应角色转变，提高患者的抗癌信心。系统脱敏疗法通过教会患者体验紧张和放松，建立焦虑和恐惧等级，实施脱敏。

（三）催眠治疗

催眠疗法对于缓解各个层面的心理问题都有显著的疗效，其核心是通过催眠技术深入患者的潜意识，运用积极的心理暗示调整引起身心失调和行为偏差的潜意识里的信念、认知和情绪等，从而改善患者的身心症状。首先，可以帮助患者迅速缓解负面情绪，调整心态，正确面对病情和治疗；其次，可以作为癌症治疗的辅助手段，处理疾病引起的某些躯体症状，如疼痛反应；再次，可以缓解癌症治疗带来的副作用和身心反应，如恶心、呕吐、失眠等。患者合作是催眠治疗的前提和关键，实施催眠前要向患者说明催眠的性质和要求，催眠应在取得患者的完全同意和充分信任后，在安静舒适的环境里进行。

（四）艺术治疗

艺术治疗是借助于音乐、绘画、舞蹈等艺术表现手法，利用非语言技术的特殊作用，绕开语言和思维的影响，通过音乐刺激、作品创作、肢体表达等手段，系统地对人的潜意识和身心症状进行干预和调整。艺术治疗具有传统的主要依靠语言沟通的心理治疗所不具备的优势，尤其适合于一些有情绪障碍和心身障碍的患者。目前在癌症心理治疗领域里，艺术治疗已在世界各国得到普遍运用。

（五）家庭治疗

健康的家属作为患者的重要社会关系，可以帮助督促、鼓励、安慰患者，强化患者心理治疗的效果。通过家庭治疗可以调整和改善家属自身的心理状态，给予家属以心理支持和指导，同时促进夫妻、亲子之间的相互沟通，维护家庭成员间人际关系的协调和稳定，这对癌症患者积极应对治疗具有重要意义。

（六）集体心理治疗

针对具有共同问题的特殊人群进行，起到缓和心理紧张状态的社会支持作用。它包括：集体教育，主要是通过讲课的方式进行，目的是增加患者的癌症防治知识，并进行相应指导，用知识武装他们的头脑，从而稳定情绪；集体训练，如集体的放松训练和自我催眠术训练等；成立各种问题支持小组，让患者在这种讨论小组里有机会表达自己的感受和心路历程，让患者在别人的抗癌经历中得到启发和鼓励，从而改善自我感觉和心理状态，达到互相安慰、互相帮助的作用。这有利于消除患者的孤独感，增强其抗癌信心，提高生存质量。

值得注意的是，常规而言，实施心理治疗，患者应有主动性。然而现实是，对癌症患者来说，心理问题是伴随着躯体疾病出现的，在他们看来，身体症状是第一位的。加上对心理因素在癌症治疗中的重要作用认识不够和不愿暴露自己内心的脆弱等原因，很少有患者主动找医生解决心理问题。为了帮助患者从身心两方面得到康复，建议医务人员在进行药物、手术、放疗等治疗过程中，家属在陪伴、照顾过程中，注意了解患者的心理变化，主动为其解除心理上的痛苦，或提醒、鼓励患者求助心理帮助。癌症患者的心理往往是不稳定的，在疾病的不同治疗阶段、不同治疗方式、不同的疗效反应下，会出现不同的心理情绪反应，并且很容易受外界因素的影响。因此，要及时对癌症患者进行心理干预和心理治疗。心理工作者要注意观察患者的各种心理变化，针对不同的心理特征采取相应的切实可行的方法加以处理。

第四章 心理因素与癌症康复

　　癌症康复，是指癌症患者接受手术、放疗、化疗等治疗措施，取得肿瘤切除、癌细胞消灭或控制的阶段性胜利后，综合运用医学、心理、营养、保健、身心锻炼、社会支持等各项措施全面恢复患者的生理、心理和社会功能，达到身体、心理和社会适应性的整体健康。癌症康复的目的在于预防肿瘤的复发或转移，延长生存期，改善生活品质，提高生命质量。癌症康复并不能和癌症治疗分割开来，在康复期运用各种康复方法也起到了一定的治疗效果，在治疗期也同时贯穿着各种康复手段的介入，治疗和康复是相辅相成、同步进行的。康复期除了重点关注身心功能的恢复外，还需注意预防肿瘤的复发和转移，维护和加强身心健康。因此，康复期同时也贯穿着预防肿瘤发生发展的任务。康复不仅仅指肿瘤没有再次复发或最终得到治愈、生理机能得到恢复，还包括心理健康的恢复、生活品质和生命质量的提升、个人幸福感和生活满足感的建立，患者能够重新回归家庭和社会，承担正常的家庭和社会责任，感受到社会归属感和自我价值，最终实现个人潜能的充分发挥，体验到圆满的生命意义。因此，癌症康复是一项结合多门学科、综合运用多种手段、建立在多方资源支持基础上的综合性系统工程。

　　癌症康复，包括生理功能、心理功能和社会功能的全面康复。其中，心理康复又是其他功能康复的主观能动性基础。心理健康影响生理健康，只有心理功能正常，情绪稳定、思维积极、心态平和，才能有效调动免疫机制，提高机体免疫力，发挥各项治疗和康复措施的作用，促进身体机能的恢复，同时也为积极融入社会、重新恢复正常家庭和社会生活打下基础。国内外众多研究也表明，在癌症患者中，积极奋斗、淡定乐观的患者生存率要明显高于漠不关心或悲观绝望的患者。

第一节 康复期患者的心理状态 和影响康复的心理因素

一、康复期患者的心理状态

癌症患者在经过一系列治疗，肿瘤得到切除、癌细胞被消灭或控制后，疾病的痛苦暂时平复下来，患者的心态经历了发病期和治疗期的大起大落后，也慢慢回归表面的平静。但平静之下又暗藏着新的波澜。此时，患者的心理状态呈现出以下一些特征：

（一）希望与担忧

一方面，随着肿瘤的切除，癌细胞的杀灭，治疗取得阶段性的胜利，病情得到控制，患者能够回归家庭，参与简单的家庭和社会事务，若康复有道，肿瘤不再复发，则完全有希望重获健康。从死亡线上成功挣脱下来的患者，此时心里会升起对未来和对生存的希望。另一方面，患者心里也都知道，治疗结束并不意味着癌症已经治愈，肿瘤随时都有可能复发或转移，患者此时会开始担心病情的复发，担心无法避免死亡的危险。同时，患者也开始担心因为自己患病而无法照料家庭、工作和其他社会事务，担心自己的身体无法完全恢复，无法再从事自己喜欢的事情或未来的生活轨迹会发生改变，担心家人会受自己影响，担心自己的身体残缺是否会遭家人嫌弃或被社会排挤，担心自己是癌症病人的身份会不被他人接纳，担心今后无法有尊严和幸福地生活，等等。很多患者由于心里存在太多担忧，思虑太多，整天心事重重，很多事情都放不下，逐渐发展成焦虑症，影响到睡眠和生活质量，也削弱了免疫系统的功能，影响到机体康复。

（二）恐惧与怀疑

在接受治疗时，患者的注意力大部分是放在急切寻求各种治疗措施、尽快把肿瘤和癌细胞消灭这个明确目标上，并没有太多精力顾及内心的各种感受。一旦进入康复期，患者与自己共处的时间开始增多，内心潜藏的各种冲突就自然而然浮现出来，患者此时会表现出各种负面的心理反应。

1. 应激反应

患癌时候的心理创伤若没有得到及时治疗，PTSD（创伤后应激障碍）的影响会持续到康复期，患者会时常处于警觉状态，经常担惊受怕，晚上难以入睡或反复做噩梦，回避谈论与癌症有关的话题，对身体的各种细微变化过度敏感，会出现心慌、气短、胸闷等自主神经功能紊乱症状。

2．恐惧和回避治疗

一系列的医学治疗为患者带来了极大的身心痛苦，特别是化疗对身体带来的剧烈损害，使得患者恐惧接受各种医学治疗，或对医院环境、医护人员等相关事物产生恐惧和回避的心理。

3．对复发或转移的恐惧

由于癌症随时复发或转移的风险一直存在，患者也时常提心吊胆，害怕身体的任何不良变化，生活在对复发或转移的恐惧之中，并且容易疑神疑鬼，任何细微的变化都会引发他们对病情反复的恐惧，对一切可能引发癌症的刺激源，如不洁食物和水、空气污染、室内装潢、细菌、病毒等都有超越常人的敏感和恐惧。

4．自卑心态

患癌后，特别是经历器官切除的手术后，癌症患者通常都有"自己不是完整的人"的自卑心态，总觉得自己不如常人、比他人低一等，特别是女性患者，害怕自己被另一半嫌弃或抛弃（事实上，很多患者的家庭都是因此而破裂），患者恐惧自己被家人嫌弃、被社会排挤，这种自卑情结造成了内心的"疑心病"。一些患者过度在意他人的反应和对自己的看法，对人际关系过分敏感，在人际交往中稍有不顺，就怀疑自己是被他人看不起、遭他人排挤，陷入自怜自艾、怨天尤人的抱怨情绪或强烈的防备和敌对心态中，逐渐把自己与社会隔绝起来。

（三）忧郁与封闭

忧郁是癌症患者典型的情绪症状。一方面，患者由于无法正确处理各种生活事件而长期处于忧伤、抑郁的情绪中，郁郁不得解，最终导致患癌；另一方面，患者又因为诊断出患癌，经历了手术、放化疗等一系列治疗措施的折磨，有的还经历了亲密情感的丧失、家庭的破裂，或者面临事业的停滞、理想的破灭、社会的排挤，情绪上越发忧郁和痛苦，悲叹命运的不公平，不明白为何这些不幸都要降临到自己的身上，心里既无助又不甘。在一连串的打击下患者容易自我否定、自我怀疑，觉得自己是个失败者，不相信自己还能重掌命运，对康复丧失信心，对生活失去希望。在这种抑郁情绪的控制下，患者逐渐变得不愿意与人交流、不愿意见人、不愿意出门，对一些爱好失去了兴趣，对参加康复活动的积极性不高，做任何事情都缺乏动力，经常失眠、胃口不佳，整天处于低落的情绪状态中，倾向于把自己封闭起来，对外在一切漠不关心。

（四）乐观与奋斗

也有很多患者在经历了患癌后和治疗期间的情绪动荡后，逐渐回归理智，通过学习癌症康复的科学知识，与医护人员、健康工作者、病友、家人和亲戚朋友交流，了解正确的抗癌理念和方法，明白一味的抱怨、自责或放弃都不是明智的举措，积极乐观的心态是抗癌成功的关键，癌症并不是不可战胜的，事实上康复是有希望的，存在着大量生存下来并且生活得很好的癌症患者。这些患者通常都能迅速调整心态，有意识地避免负面情绪的干扰，培养自己乐观积极的情绪，不轻易向命运屈服。最后能成功调整好心态，以积极乐观的面貌进入康复期的患者，都能采取主动奋斗的行为，积极寻求有利于自身康复的各种资源，如通过阅读、听讲座、看视频等方式学习各种健康知识，参加康复组织的各项康复活动，参加社区公益活动、娱乐活动，保持密切的人际交往，培养自己的兴趣爱好，重燃对生活的热情等等。这些心态乐观、积极奋斗的患者通常康复情况都要明显好于上述消极悲观的患者。

（五）反省与重生

很多患者平稳度过了康复期，成功生存下来，重新享受到健康快乐的生活。有的是与癌症进行了不屈不挠的斗争后肿瘤不再复发，有的是肿瘤自行消失，有的是带癌生存、与癌"和平共处"。他们的共同特征是身体、心理和社会功能都恢复到正常水平，身心愉悦，生活品质和生活质量都很高，内心充满着由衷的喜悦和幸福感。很多经历过这一转变的患者都将这种全新的生存状态称为"重生"，顾名思义，就是获得了第二次生命——与患病前截然不同的一种新的生命状态。这种生命状态也就是癌症康复要达到的最终目标。能够实现这一康复目标的患者在康复期中都经历了一段对自身进行深刻总结和反思、对自我进行彻底革命的过程。通过深刻反思自己患癌的原因，他们根本改变之前各种不良的生活方式和行为习惯，调整好自身的情绪，纠正对人、事、物的不合理认知，培养豁达、开放、乐观、开朗的心胸和积极向上、乐于奉献的精神，使整个生命层次飞越到一个新的高度。这些患者用自己的智慧和勇气完成了因癌症而来的重大生命功课，完成了对自我的全新认知和精神上的全面成长。到这时，就是否极泰来，病痛的磨难在自由意志的选择下转化成了生命的机遇。

二、影响康复效果的心理因素

癌症康复的目的在于预防肿瘤的复发或转移，延长生存期，改善生活品质，提高生命质量。肿瘤不再复发或转移、生存期延长是最基本的康复指标，是康复的生理基础；是否能够生活得快乐、拥有内心的幸福感和满足感，是否能够发挥自我的潜能和价值、活出生命的意义，则是康复的最终目标，是生活品质和生命质量的考量标准。我们不仅要关心患者是否能够生存下来，更要关心患者生存得如何，这是近几年国际国内关于癌症康复理念的新的认识。要真正实现理想的康复效果，达到生理、心理和社会功能的全面康复，就必须认识到心理因素在康复中的关键地位。

（一）负面情绪

肿瘤的生长和负面情绪有很大关系。精神分析理论认为，在人的潜意识里压抑着大量无法通过表意识表达出来的负面情绪，这些负面情绪无时无刻不在想方设法表现自己，表现途径之一便是疾病。心身医学也认为一切跟心理因素有关的疾病，如癌症，都跟长期压抑负面情绪有关。负面情绪通过作用于免疫系统、削弱免疫系统的功能，从而为癌症的发生发展创造条件。癌症患者普遍存在容易压抑负面情绪、不善于表达内心情感的人格特征，即C型性格，尤其是压抑愤怒情绪。对愤怒情绪的过分克制和压抑，会将原本对外的攻击性转向对内，攻击着患者自身的免疫系统和机体细胞，对健康造成极大伤害。患者在康复期，容易出现各种反复的情绪变化，如对坎坷命运的愤怒和抱怨、对自身遭遇的自卑和自怜、对人际关系的戒备和封闭、对复发和死亡的担忧和恐惧、对身体变化的过分敏感和焦虑等。另外尤需注意的是，很多患者由于童年坎坷经历留下的阴影或过往创伤性事件造成的伤害，内心充满着深深的被抛弃感、无价值感和无意义感。随着癌症的发生发展，他们不得不接受各种痛苦的治疗。最终步入康复期时，这些潜抑心底多年的感觉在这次重大事件的激发下开始浮上心头，患者会重新在意识层面体验和经历这些一度被忘却的心理创伤。在这个时期，癌症患者特别容易罹患上抑郁症，甚至出现自杀行为。

因此，对康复期患者的情绪支持和心理干预尤为重要。癌症患者在康复期出现的这些变化反复的情绪反应，一方面是患者自身的多虑和过往心理创伤所导致，另一方面则是由于身体的气血变化所引发。患者此时要尤其注意自己的各种情绪变化，有意识地观察各种情绪反应，不要被负面情绪牵着鼻子走，更不要陷入情绪的泥潭无法自拔。要时刻对自己出现的各种情绪反应保持警觉，及时发现和疏解负面情绪，有意识地合理表达自己内心的情感，找到适合自己的情绪管理方法。必要时，患者也应重视寻求专业的心理咨询和治疗，不让负面情绪堆积在身体里对健康造成再次伤害。

（二）思维方式

人的思维方式大体上可以划分为积极和消极两种。积极的人凡事总往好的方面想，总是关注事物积极、美好的一面，即使遇到挫折，也不会轻易被打垮，而是保持必胜的信念，努力推动事态往好的方向发展，相信"方法总比问题多"。他们知道"塞翁失马，焉知非福""车到山前必有路，柳暗花明又一村"，懂得"好和坏是相对的""事物是不断运动发展的""矛盾的对立面是互相转化的"这些基本道理。积极心理学的研究表明，具有积极思维方式的人通常身体比较健康，不容易罹患大的疾病；心态开朗乐观、情绪愉快饱满，也更容易取得事业上的成就。而消极的人则相反，凡事总往坏的地方想，总是杞人忧天、处于惊慌焦虑之中，感觉生活中处处充满危险，对人充满防备和不信任；总是倾向于关注事物消极的一面，喜欢吹毛求疵、批评或评判他人；遇到挫折容易灰心丧气、悲观绝望，或怨天尤人、自怨自艾，而不是起而行动，找到解决问题的方法；做事常常虎头蛇尾，以失败告终。消极的人总是处于负面的情绪控制下，身心健康受到很大影响，较常人更容易罹患疾病。

心理学情绪ABC理论也指出：人的情绪和行为不是由事件本身引起的，而是由当事人对事件的态度和想法所导致的。因此，面对同一件不幸事件，如罹患癌症，积极思维的人容易产生积极的情绪和行为，从而导致积极的结果；而消极思维的人则容易滋生消极的情绪和行为，最终产生消极的后果。在康复期，消极思维的患者容易产生怨天尤人、自怨自艾的心态，总认为自己是个受害者，总是遭受他人或社会的不公平对待；时刻担心病情的复发，害怕死亡，任何身体的细微变化都会引发心惊胆战，或过度想象灾难化的后果；由于癌症患者的身份产生自卑感，与人交往产生摩擦时倾向于认为被针对、被排斥；或总是疑神疑鬼，认为自己老是吃亏、不受重视、不被关爱；由于无法从事自己以前喜欢的事业或活动，感到未来失去了希望、生命失去了意义，或认为自己是个失败者，是个没有用的人，等等。这些消极的思维方式最终会在患者心里制造出消极的情绪，束缚着患者的行为，使得患者无法做出理智、正确的选择和行动，陷入新一轮负面情绪的纠缠，损伤着自身机体的免疫能力，影响其康复。

（三）信念和希望

信念对一个人的行为有强大的心理暗示作用。每个人的思维方式和行为习惯都是建立在自身稳固的信念系统上。信念系统是塑造一个人稳定的性格特征、思维方式、行为习惯、情绪变化这些外在形象大厦的基础。在个人信念系统的指挥下，个人行为会在自我暗示的作用下朝信念指示的方向发展，从而导致相应的行为结果。

调查结果显示，对康复抱有必胜信念和强烈意愿、对未来充满希望、对自我保持积极期待的患者，其行为往往表现出强烈的进取心和积极努力的争取意识，他们不轻易被挫折击垮，遇事总往好的方面想，始终不放弃对未来的希望，内心深处坚信会出现美好结果。他们始终充满着对生活的热情，呈现出积极向上的精神面貌。这样的患者一般较容易获得明显的康复效果。相反，有些患者从信念上就已经把自己击垮、不相信自己能完全康复或对结果患得患失、意志力薄弱；对康复之路上出现的种种状况或身体的种种变化总是疑神疑鬼、灾难化想象，不相信或不愿接受他人好的建议或寻找好的康复方法，凡事总是先想到消极的一面，总觉得自己命不久矣、自己不会那么幸运，对未来丧失信心、悲观绝望，甚至完全自暴自弃、放弃治疗。在这种消极的信念模式作用下，这类患者就已经先自己把自己打败，而不是被疾病击垮，往往很难有好的康复效果。因此，拥有坚定的康复信念和始终不放弃希望是癌症康复关键和必要的信念基础，是导向良好康复效果的基本心理动力。

（四）人际支持

良好的家庭氛围、人际关系和社会支持永远是疾病康复的重要助力。社会性是人的基本属性，每个人都无法脱离社会而单独存在。健康不仅是身体健康和心理健康，还包括社会关系的健康，社会关系的健康反过来又推动了身体和心理的健康。家庭成员和亲戚朋友的关心和鼓励、病友间的互相帮助和支持、社会各方的援助和关爱，必将极大地增强患者的康复信心，为患者提供持续不断的积极能量和心理动力，成为推动患者在康复路上一往无前的强大力量。因此，家庭和睦、人际关系和谐、社会资源的支持是患者成功康复的重要心理环境因素。癌症患者在患癌后容易产生自卑心理，觉得自己患癌了就低人一等，是个残缺的人，会被人看不起和遭人排挤，容易带着敌对和防备心态进入各种社交场合，过度解读或扭曲他人对待自己的言语、行为，从而引发各种人际矛盾，这又反过来影响了自己的康复心情。有些患者就干脆躲避社交，把自己封闭起来，避免与人交往，将自己与人群隔绝。很多女性患者患癌后由于自卑心理作祟，觉得自己失去了女性魅力，感到失去了另一半的爱，担心被抛弃，于是对另一半的行踪、心理和行为反应过度敏感、疑神疑鬼，导致家庭矛盾四起、家庭危机爆发。还有的患者在患癌前就累积了各种人际关系问题，始终无法得到有效解决，导致长期情绪抑郁、纠结，促发了疾病；在康复期，由于之前被全力以赴治疗转移了注意力而暂时忽视的这些未解决的问题再次摆在眼前，患者又重新陷入新一轮的情绪纠结和冲突之中。

因此，癌症患者在康复期要克服封闭、自卑的心理，接纳自我、建立自信；改变狭隘、计较的心理，放下仇恨、释放恩怨，宽恕过去、原谅他人，接纳和感恩生命中的一切；放下敌对、防备和不信任，学习人际沟通和交往的方法和技巧，打开心胸，以开放、包容、平和的心态融入到各种人际关系中去，建立起良性互动、正向支持的人际交往圈。患者家属要充分认识和理解疾病的性质和了解患者的身心状况，给予其必要的呵护和鼓励，多体谅和包容患者，成为患者康复路上的重要支援力量；社会各方也要投入足够的资源为癌症患者搭建支持和帮助的平台，积极营造关爱、温暖的社会环境。目前全国各地癌症康复组织的实践显示，病友经常在一起交流康复经验、分享个人感受、共享资源、互相给予精神支持和鼓励，有助于克服孤军奋战的孤独感和无助感。这种在抗癌路上结伴同行、群体抗癌的模式对促进癌症的康复发挥了重大的作用，成效显著。以江阴市癌症康复组织的统计数据为例，从2004年至2014年的十年间，该组织癌症患者存活五年以上的康复率达到了70.8%。大量调查也表明，家庭和睦、拥有良好人际关系支持的患者其康复情况要明显好于自我封闭、社交退缩、缺乏他人关心的患者。

（五）社会活动

被他人尊重和认可、感受到社会归属感和自我价值是人的社会心理需求，社会适应性的康复也是癌症康复的重要内容。癌症患者在康复期除了进行身心功能恢复的训练和调适、经常保持密切的人际交往外，还应找到一两项自己感兴趣、同时又对他人和社会有积极意义的事业或活动：如参与社区志愿者服务、参加癌症康复组织、参与社会公益事业、帮助其他病友或弱势群体等，还可以培养个人健康的兴趣爱好、发挥个人特长，如写作、文艺活动、书法、绘画、太极拳等。患者通过亲身参与这些有意义的活动，在帮助他人、发挥自我价值和创造社会价值的过程中，可以感受到身心的愉悦和生命的意义，将积极的情绪升华到一个更高的层次，有力地促进身心健康的全面康复。

事实也证明，能够经常参加社会活动、并在活动中感受到积极意义和自我价值的患者，其身心功能的健康情况普遍较其他患者更为乐观，上述江阴市癌症康复协会的统计数据同时也说明了这点。不仅如此，这些患者在从事这些有意义的活动过程中也能够从一种全新的角度去重新认识自己、了解生命，建立起一种更为广阔的生命观和价值观，其生活品质和生命质量也都飞跃到一个新的高度。

第二节 癌症心理康复的方法

  心理康复是指系统运用心理学的理论和方法，对康复期患者进行心理干预，解决其与癌症发生发展相关的各种心理和情绪问题，恢复患者的心理健康水平，提升其内在幸福感，促进身心和谐，为癌症的全面康复奠定心理基础。以弗洛伊德为代表的精神分析学派将人的心理活动分为意识、前意识和潜意识三个层次。意识是指能被人直接感知到的心理活动；前意识是稍加注意就能回忆起或意识到的心理活动；潜意识则是指被压抑到意识下面、无法被马上回忆或意识到的心理活动，包括一些约定俗成的习惯、风俗，被回避或否认的记忆、情绪体验，或一些根深蒂固的创伤、信念、思想等。人的心理活动主要包括情绪和思维两种活动方式，由表入深贯穿在从意识到潜意识的所有意识层次中，塑造和决定着人的性格特征、行为习惯、言行举止、为人处世、人生选择等。事实上，人的大部分行为都是在无意识的状况下被潜意识所操控和指挥着，这就是所谓的"命运"。心理康复就是由表入深，调整从意识到潜意识中的不良情绪和思维模式，变消极为积极，变被动为主动，将命运真正把握在自己手里。

一、心理康复的主要任务

（一）能够接纳不幸事实

接纳是改变的第一步。接纳不是逆来顺受，不是委曲求全、对命运低头，而是不再抗拒和逃避现实，用坦然、成熟的心态勇于正视生命中发生的一切，做好改变和奋斗的心理准备。患者要从心理上正视自己患癌的事实，接受自己是癌症患者这一新的身份，学习适应康复期的新生活，迎接人生中新的任务和挑战。

（二）从新的视角赋予不幸以积极意义

要懂得"祸兮福所倚，福兮祸所伏"的道理，好与坏是相对的，任何不幸的背后都有其积极的意义，患者要学会发掘患癌这一事件背后的积极意义。通常生命中的重大灾难都会使人对自己存在的意义产生疑惑和迷茫。患者要学会从积极的视角重新赋予自己生命以全新的意义，认识到患癌只不过是生命中的一个重大挑战，它的任务是要向自己传达某些生命讯息，是要提醒自己在某些方面必须做出改变了，或许是生活方式的改变，或许是心理状态的改变，也或许是人生方向的改变，等等。学会赋予不幸以积极意义，可以从信念上和主动意识上为康复坚定积极奋斗的方向，并创造强大的心理动力。

（三）修复痛苦情绪和心理创伤

患癌首先为患者带来的是巨大的内心痛苦和心理创伤，很多患者都有不同程度的创伤后应激障碍（PTSD）反应，经历了一系列负面情绪反应的折磨。这些心理变化在前面章节已经做了详细论述。患者首先要从痛苦和受伤的情绪中振作起来，家属、朋友、医护人员、心理工作者等要做好患者情绪上的支持、精神上的陪伴和信念上的鼓励，不离不弃帮助患者从痛苦中走出来，积极面对康复之路。

（四）调整认知，重新认识自我

接纳了患癌事实，厘清了疾病对生命的意义，修复了痛苦和受伤的情绪后，患者要逐步从认知上对患癌的原因，对自己以前不合理的生活方式、行为习惯、心理状态等作充分的反思，认识到自己在情绪、思维方式、人格特征等方面存在的不足和缺陷，对自己重新做全面的认识和了解，并确立积极改变的意愿和决心。

（五）付诸行动，做出积极改变

以上四点患者如果都能做到了，那么就为积极的行动和实质性改变的发生奠定了良好的心理能动基础。行动一方面指主动拓展渠道、寻求各方资源来支持和促进自己疾病的全面康复，包括学习康复知识、参加康复活动、接受康复指导、建立良好的生活方式和健康习惯等；另一方面指有意识地主动维护自身心理健康，为心理的康复做出积极的行动和改变，包括树立心理保健的意识、学习自我情绪管理方法、改变不合理的思维方式、保持密切的人际交往、建构积极的生命意义等。这将在下面做重点论述。

二、心理康复的方法

癌症患者心理康复的具体实施，根据其在康复期的心理状态变化和所呈现出的新的心理特征，以及要顺利完成心理康复的任务、实现全面康复的目标，我们可以从情绪、思维方式、人际关系和生命意义四个层面来进行。治疗期心理干预的重点是针对由患癌、治疗措施和躯体症状伴发而来的不良情绪和心理状态进行缓解和干预，目的是尽可能消除或减轻不良心理对治疗效果的影响；心理康复则是重在对患者的整体心理健康进行"大扫除"，一方面是修复旧有心理创伤，释放负面情绪，改变不合理的思维方式和不良的心理状态，另一方面是全面恢复和维护患者的心理健康，建立积极的情绪模式和正确的思维方式，促进心身状态的飞跃和提升，焕发新的生机和生命活力。

（一）有效管理负面情绪

患癌后首先对患者的心理产生冲击的是一系列的情绪应激反应，这些负面情绪干扰着患者的理性思维，严重影响治疗康复效果。情绪是心理因素作用于免疫系统的直接因子。心理康复的首要目标便是平稳患者的过激情绪，释放负面情绪能量，避免压抑情绪，引导患者学会合理表达和有效调节自身情绪。解决情绪问题的指导思想是"疏泄"和"调节"。"疏泄"是不压抑、不回避、不否认，正视和接纳自身情绪，如"凿渠引水"，采用适当的方法将负面情绪疏导出去，避免其压抑在心里对免疫系统和身心健康产生破坏性影响。"调节"是不仅疏泄负面情绪，更是进一步找到负面情绪产生的原因，通过改变和移除负面情绪的源头从而达到控制情绪的目的，使情绪"为我所用"，引导建立积极健康的情绪模式。

1. 情绪宣泄

（1）宣泄和转移。宣泄是将内心郁闷、悲伤、愤怒等负面情绪发泄出去，可采用哭、喊、跑、跳、摔、打、运动等方式，但必须是在不伤害他人和不损害有用物品的前提下进行。转移是将沉浸在消极念头和情绪里的注意力转移到其他使自己积极愉快的事物上来，暂时将身心抽离。如在意识到自己马上要发火的时候立刻躲开当时的场景，或将注意力放在令自己愉快的事情上，让自己冷静下来；心情不好时可以聆听能够净化心灵的音乐，或外出散步、到大自然中走走，释放心中的不快和郁闷，在与自然的互动中感受平静、喜悦和美好；培养听音乐、欣赏艺术、阅读、看电影、参加文艺活动、定期旅游等健康的、能够陶冶情操的兴趣爱好，将注意力从病痛折磨和负面心境转移到美好的事物上来。

（2）表达和升华。习惯压抑情绪是导致患癌的主要性格特点，除了要及时将情绪宣泄出去外，患者还必须学会合理表达情绪。表达情绪是一种健康和有积极意义的情绪宣泄方法，除了能将负面情绪及时排解出去外，还可加强人际间的互相了解和联结，对人际关系产生建设性的积极影响，将情绪能量升华到更高和更有意义的层面。表达情绪可从以下三个方面来进行。

① 倾诉。患者可向值得信任和能够理解自己的知心朋友、家人、病友等倾吐内心的真实想法、感受、情绪等。被倾诉的对象必须能够很好地倾听、"共情"，无条件接纳患者。这种积极的倾诉与倾听、信任与接纳的关系将会使得患者的身心得到很好的释放和疗愈，同时也有助于进一步增进人际关系的亲密度和提升交流品质。

② 写作或艺术表达。一些性格内向、不善于口头表达或不愿向他人诉说的患者，也可采用书写、绘画、舞蹈、创作等艺术表达方式，将内心的情绪感受、想法、心路历程等写下来、画下来或通过肢体语言表达出来。很多文学作品、绘画作品或音乐、舞蹈艺术作品都是作者的一种自我情绪的疗愈，将其情绪表达升华到更高的精神文化层面。

③ 敢于表达自我。癌症患者的性格特点中，除了压抑情绪，还有就是回避冲突。回避冲突也是跟不敢和不善于表达自己有关。患者在人际交往中要敢于表达自己的真实想法和内心感受，不压抑自己内心的真实需求，多用"我"来传达信息，如"我认为……""我感到……""我希望……""你的这种做法令我感到很生气、很受伤……"等等，而不是用"你"来传达信

息去责怪和控制他人，如"你很过分……""你很卑鄙……""你是一个不负责任的人""你必须……"等等。这样才能使得自己被他人更好地理解和尊重，既维护自身正当的权益，又加强人际间的互相理解和包容，使自己的人际交往更加顺畅、和谐，减少误会和隔阂的产生。

（3）适时放松。在身心感到紧张、焦虑时，患者要学会适时放松自己，选择适合自身特点的方法，可以在他人协助下进行，也可以自己单独进行。简单常用、在生活中信手拈来的方法有很多，比如听舒缓的音乐、安静地读一本好书、看轻松的电影、旅游、散步、泡热水澡、练瑜伽、打太极拳等等。这里介绍三种自我催眠的放松技巧，简单实用、效果迅速，可以完全依靠自己进行。除了有放松身心的作用外，还可以治疗失眠，改善睡眠质量。

①呼吸放松。找一个舒服的姿势，或坐或躺，治疗失眠的可以临睡时躺在床上做，注意保暖，不要受寒。闭上眼，清空大脑，停止一切思考，把注意力放在呼吸上，先缓慢地做几个深呼吸，直至使心情平复下来。吸气时感受气体被缓缓地吸入鼻腔，由上而下慢慢充填满整个肺部，然后是腹部，直到腹部鼓鼓的

再也填不下；然后缓缓地将气体由腹部用力向上挤压，经由肺部，通过口腔慢慢吐出去，感受腹部和胸部先后慢慢收缩、塌陷，感觉快要贴上后背，将气体彻底吐干净。这就是"鼻子吸气、嘴巴呼气"的深呼吸放松法。按照此方法一般做3~5个深呼吸后，心情会逐渐平静下来，然后开始自然呼吸。整个过程都要把注意力全部放在呼吸上，感受气体的一进一出，不要思考或想象任何事情和场景，纯粹地把注意力锁在呼吸上。慢慢地会感受到整个身心逐渐进入一种平静、安宁的状态，沐浴在祥和的气氛下，失眠的人会由此而不知不觉进入睡眠。

② 身体放松。同样找一个舒服的姿势，或坐或躺，也可临睡时躺在床上做，可促进睡眠。同样注意保暖，不要受寒。闭上眼，清空大脑，停止一切思考，先做3~5个深呼吸，使身心平静下来，方法同上。然后从上到下用注意力放松身躯的每一部分，注意力要始终跟随进程关注到相应的身躯部分，体验该部分放松、舒服的感觉。一般的放松顺序是：头部—面部—颈部—肩膀—双臂—双手—胸部—腹部—背部—腰部—臀部—双腿—双脚。每放松一个部分，都要配合心理暗示，暗示自己该部分正在"慢慢放松、越来越松、

越来越舒服"，如"手臂越来越松、越来越沉、抬都抬不起来""身体越来越沉、一直往下沉、很放松、很舒服"等。慢慢地，你会感受到整个身心都彻底地松弛、放松下来，感到无比的舒服、安定。若治疗失眠，此时可再配合心理暗示，给自己发出"睡"的指令，就能很自然地进入睡眠。

③ 想象放松。此方法不适合治疗失眠，使用不当会产生反效果，仅适合身心放松之用。找一个舒服的姿势坐下来或半躺，导入部分与上两个方法相同，仅在做深呼吸放松时，加上想象，想象随着每一次吸气都将新鲜的空气和能量吸入身体，充满每一处血液和细胞；呼气时想象将所有的压力和焦虑都随着体内的废气一起吐出去。待身心平静下来后，用想象力在大脑中自然切换到一个自己喜欢、能感受到放松和平静的场景，如在海边度假、去野外郊游、与孩子在一起玩耍等。在大脑中让该图片越来越清晰，清楚地看到场景中的每一个人、每一处景象，感受沉浸在此场景中的轻松、愉悦的感觉，如感受海风拂过脸庞的舒适感、凝望孩子天真笑脸时的幸福感、沐浴在大自然美景中时的喜悦感等，同时配合心理暗示，暗示自己这种舒适、幸福的感觉正从头到脚包裹着自己，沁入身

体每一个细胞、弥漫在体内每一处，消融着所有的劳累、焦虑、压力和不快。

2．情绪调节

有效疏泄情绪对避免负面情绪的累积破坏免疫系统功能和身心健康非常重要，但这仍是个治标的办法，并不能从源头上解决情绪问题。下次若遇到类似的情况，仍会有情绪困扰产生。我们必须正本清源，找到情绪发生的根源，净化滋生负面情绪的土壤。心理学上著名的情绪ABC理论为我们提供了解决这一问题的途径（此理论已在前面章节做过详细阐述）。乐观、豁达、积极思维的人必然会产生愉快、平静和正向的情绪，而悲观、狭隘和消极思维的人则必定容易产生各种负面情绪。因此，我们调节情绪，平时除了注意不要压抑情绪、有意识疏泄情绪外，更应该时时检讨和反思对引起我们心情不快、情绪压抑的各种态度和观念，思考我们到底是有着怎样的消极观念和思维方式才导致种种负面情绪产生。这可以按照以下步骤进行：

（1）事情发生，情绪产生时，马上在心里对自己喊"停！"确保不陷在情绪的泥淖中胡思乱想，或马上离开事发地，确保不发生过激的言语和行为。

（2）勇敢穿越痛苦的情绪，从中抽离出来，后退一步，观察它，看到它引起了自己什么样的情绪反应，是伤心、愤怒、挫败，还是委屈等。

（3）进一步思考是什么样的想法和念头导致了这些情绪的产生，是觉得不被人理解、不受人关注、自尊心受挫，还是希望他人必须按照自己的想法去做等。

（4）质疑自己的这些念头是否合理，事情果真是如此吗？有没有其他的可能性？到底是他人不对还是自己的心理问题在作祟？自己是在抗拒现实还是接纳现实？……

（5）思考是否有其他更合理的看法，用更加积极和有建设性的想法和观念替代原来的消极念头。

（6）换了一个角度看问题后，观察自己的心情和事情的进展发生了哪些变化。

此外，我们后天的一些情绪反应是由于早年经历，尤其是童年不幸经历、生命中的一些重大创伤而被无意识深深压在心底，成为潜意识的一部分，在后天条件成熟、遭遇类似场景时，这些情绪记忆会再度被唤起，引发一些莫名其妙的情绪反应，明知不合理、不应该，但就是控制不住。如莫名其妙地对某一种人看不顺眼、对某一类事件怒火中烧、莫名恐惧和回避某些场景等，却并无任何正当的可以信服的理由。通常患者无法单靠自己的力量彻底解决这些问题，因为这种情绪根源的斩除必须建立在疗愈早年心理创伤的前提下，需要在深层潜意识上施加影响。因此，建议患者要尽早寻求专业的心理咨询和治疗，以求身心的彻底疗愈，一味地否认和逃避无法解决问题，仅能拖延危机的发生，并使情绪问题越积越深。

（二）培养理性的思维方式

认知心理学认为，人的种种念头、想法、思想观念和根深蒂固的信念系统是制造情绪和各种心理问题的根源，有些是处于人的表意识或前意识，能够被直接感知或稍加注意就能觉察到，而有的则被深深压在了人的潜意识之中，无法轻易被觉察，但却在不知不觉中操纵着人的情绪和行为反应。人后天大部分的行为都是在潜意识的控制之下进行，其实就是被潜意识中根深蒂固的信念系统和思维模式所控制。若是形成了消极的或不合理的思维模式，且对此毫无觉知，任由其摆布，就很容易自认为"命不好"，容易遭遇不幸或厄运，感到诸事不顺，心烦气躁；但若通过后天有意识的学习和训练，培养自身的觉察能力，时时处处警惕消极念头或不合理思维模式的"捣乱"，并对之进行调整和改造，就可以反过来指挥潜意识为己所用，即所谓的"命由心造"。根据意识的深浅程度，我们对思维方式的调整可以从以下两方面进行：一是认知调整，纠正不合理的观念和负性想法，调整意识层面的问题；二是思维模式调整，通过深入探索潜意识，纠正根本不合理的信念系统和思维模式，从思想根源上解决问题。

1. 认知调整

认知是人们情绪和行为反应的中介和决定因素，负面的想法必然引发负面的情绪和消极的行为，正面的想法则会带来积极的情绪和行为后果。认知调整对康复的重要性在于将原先的认知评价模式由消极负面转变为积极正面，由非理性、不合理转变为理性和合理，从而激发积极乐观的情绪和心态，塑造正确的行为习惯，改善免疫功能、促进身心康复。

（1）加强科学认知，树立积极意识。首先，患者要积极主动地加强对癌症康复和心理健康知识的学习，掌握科学的康复知识，树立正确的康复理念。要通过积极的行动拓展各方渠道，寻求各方资源的支持，如通过购买书籍、观看视频等方式自学相关知识，参加康复组织开展的各类讲座、培训和康复指导活动，积极加入病友自助团体、吸收老病友的康复经验等；要从信念上坚定康复的信心和希望，深信自己只要积极争取，按照科学的知识行动，就一定能够康复和恢复健康。

其次，患者要了解心理健康对促进免疫系统功能和身心整体康复的重要性，心理康复是癌症康复的主观能动基础。要高度重视自身心理健康的维护，有意识地进行自我心理调节，并且要认识到只有自己才是改变不幸遭遇的责任人，不要通过抱怨和逃避把改变自己命运的责任交到他人手中。所谓"境随心转"，消极思维的人外在世界总是一片灰暗，积极思维的人外在世界永远阳光灿烂。凡事要从自己身上找原因，只有学会换个角度看问题，才会"柳暗花明又一村"。

（2）改变消极的认知评价方式。非理性的认知评价方式由一系列具有一定稳定性、长期形成、自发产生的负性自动想法和念头组成，是一个人惯常看待事物的观点、观念，并没有经过大脑理性检验，通常是情绪化的、消极的和不合理的。如一个人遇到一点不顺心或有一定困难的事情，总是首先倾向于担心忧虑、杞人忧天，害怕事情处理不好、无法应付，会发生不良后果或重大灾难，情绪十分紧张焦虑。遇事首先产生的就是"万一……就会……""这个问题我无法解决""事情很糟糕，后果一定很严重"等消极念头。这是一种典型的焦虑型人格特质，不是活在当下，而是活在没有发生的未来，对未来总是抱持忧虑、消极的看法。长期这样，遇事不够冷静、持续紧张焦虑，免疫功能必定受到损害，身心也无法恢复健康。若他能够冷静下来，运用大脑理性地分析现状、思考解决问题的方法，就会发现事情并没有自己想象的那么糟糕，总有办法解决。如果问题真的严重到无法解决，那么现在再怎么担忧都没用，倒不如坦然接受。这样就能改变原来容易担心忧虑的消极评价方式，用积极的想法去替代，平和心态，促进事情的积极转变，也有利于身心健康的恢复。这就是认知调整的过程。这个过程可以采用自我对话技术进行，主要包括以下几个步骤。

① 培养良好的觉察能力，当负性想法和念头自动产生时，能够马上觉察到。负性想法的出现通常都会带来紧张、焦虑、恐惧、悲伤、愤怒等消极情绪，通过觉察自己的情绪也能及时觉察到当时的想法。

② 停下来，做几次深呼吸，让心情和头脑冷静下来，问自己"我的想法是对的吗？是合理的吗？""这

个想法符合事实吗?"

③ 理性分析和检视事实,通常都会发现自己的想法并不合理,不是情绪化就是歪曲现实。

④ 寻找替代性想法: "对这个事情我该如何想或如何看才是积极的、合理的?"努力找出三种以上可能的积极想法去替代原先的消极、不合理的想法。

⑤ 观察自己用新的积极、理性的想法替代原来的消极、非理性的想法后,情绪和心情发生的变化。

在这里提供三句简单实用的"顺口溜",可以随时拿来提醒自己不要陷入消极的想法和情绪里头,及时将自己从中拉出来,用理性检视自己的想法是否客观符合事实、是否积极正面。这三句话是: "幸亏没有更糟……" "这是真的吗?" "还不一定呢……"

2. 思维模式调整

思维模式是由我们深植在潜意识里的信仰、观念、认知等形成的一种根深蒂固的思维倾向和信念系统,根本塑造着我们对自我的认知和对外在世界的看法,它不是短时间内能够形成的,通常跟我们从小到大的经历、家庭环境、接受的教育、社会文化背景等有关。精神分析学认为,一个人稳定的个性和人格特征,通常在7岁以前的童年期就已经形成;更有心理学家认为，其实在3岁以前就已经决定了一个人后天会呈现出什么样的人格特点。同时，人格的发展并不是固定不变的，随着每个年龄段不同的经历和人生任务，人格也会随之不断发展并作出调整，但其基本的特质早在童年时期就已经确立。因此，一个人的童年经历和家庭教养环境对其后天性格的塑造和成长发展影响重大。这种影响通过从小到大在与父母和社会环境中的人、事、物的互动过程中形成的信念系统、思想观念和思维模式来发挥作用。心理治疗中比较流行的精神分析治疗、催眠治疗、家庭治疗、家庭系统排列等方法就是通过深入患者的潜意识层面，找到影响其后天行为的根本症结，改变失调的信念系统和思维模式，纠正不合理认知，从而释放压抑的情绪，达到根本疗愈的目的。

举例来说，很多调查和研究都发现，癌症患者中很多人都经历过不太幸福的童年，或过早丧亲、父母离异、父母长期争吵、家庭不和谐，或父母因各种原因疏于照顾、从小遭受不公平对待等，这些经历对患者幼小心灵产生的影响就是患者由于缺少爱，而对爱极度渴求。精神分析学指出，爱是一个人成长最基本的推动力，是身心健康的源泉。若从小能够得到父母足够的爱和照顾，则成年后身心发展就比较稳定、健康；若从小在家庭中缺乏基本的爱和关注，则成年后就容易产生各种身心健康问题。一个从小缺少足够关爱的孩子，潜意识里就会深深种下"我是一个没人疼爱的孩子""我不值得被爱和被重视""我是一个可怜、无辜的受害者"等负性自我认知的信念种子，并为自己建立一个"受害者"的自我形象。这些信念种子随着孩子一天天的成长、经历的增多而逐渐在潜意识里生根发芽、盘根错节，潜移默化中影响着孩子后天的思维方式、人际模式和情绪行为。我们通过观察一个人平时的言行举止就很容易判断出此人是否在潜意识里将自己定义为"受害者"。若一个人平时经常怨天尤人或自怨自艾，遇事不敢承担责任、不去积极寻求解决问题的方法，而一味抱怨、逃避责任，将错误归于他人，认为自己的遭遇都是他人所害；或总觉得自己遭受他人不公平对待、总是吃亏，别人总在占自己便宜、故意欺负和为难自己；或认为自己的付出得不到应有的回报，总是得不到对方足够的重视和注意，自己的需要无法得到满足或心情无法被人理解等，就都是他潜意识中的"受害者"心理在作祟。一个拥有"受害者"信念种子的孩子在成年后若遭遇到类似的生活事件或重大创伤，如丧偶、丧亲、夫妻离异、家庭矛盾、事业受挫、长期人际关系紧张等，这种从小潜藏在心里的情绪记忆就会再度被唤起，他就会陷入深深的绝望、无助、抑郁、悲观等负面心境中，更加加深和巩固自己"受害者"的自我认知和思维模式，陷入情绪的恶性循环，身心健康受到摧残。

要跳脱和根本纠正固有的信念系统和思维模式，可以按照前面介绍的调整情绪和认知的方法，用情绪调节、认知调整来逐步纠正偏差的观念、思想。如发觉自己又在开始抱怨他人、可怜自己时，马上在心中警醒自己"这不是真的，是我的'受害者'部分在说话"，然后退后一步，理性观察和分析事实。患者还应当进一步寻求专业的心理援助，采用适合自己的心理治疗方法来从根本上解决问题。催眠治疗就是一种经过大量实践检验、方便高效的从根本上纠正潜意识信念偏差的很好的治疗方法。其基本原理就是通过催眠技术深入患者的潜意识层面，运用积极的暗示纠正引起患者心身失调和行为问题的潜意识中的信念系统、认知模式、压抑的情绪等，从源头上移除制造患者心理行为问题的根源，从而实现患者身心的彻底疗愈。除此之外还有其他很多有效的心理治疗方法，如精神分析、认知疗法、家庭治疗、家庭系统排列、格式塔疗法等。

（三）保持密切的人际交往

长期人际关系失调是癌症发生发展的重要应激事件，由人际关系失调而导致的内心苦闷、纠结等负面情绪是诱发癌症的关键心理因素，是否拥有高质量的人际关系和足够的社会支持则是保证癌症治疗和康复效果的重要社会心理基础。

1. 保持人际交往的重要性

（1）良好的人际关系是产生行动和发生改变的重要动力来源。人的根本心理动力来源于爱。当一个人能够被无条件地接纳和关爱，他将拥有战胜一切困难的强大心理力量。患者能够保持密切的人际交往，尤其是拥有积极正向的高质量的人际关系，如家人和亲朋好友的呵护和支持、病友间的相互关心和鼓励、社会力量的支持和帮助，或参加各种有意义的社会活动等，将为患者的心理康复创造良好的社会心理环境的基础，为其提供强大的精神后盾。众多对癌症康复者的调查也表明，来自家人的支持和关爱以及拥有良好的人际关系是患者能够康复的重要原因。

（2）心理问题必须还原到人际关系中才能得到有

效解决。心理问题本质上是一种人际关系问题。不管是从精神分析的角度来看，还是从认知、行为、家庭治疗或其它各流派的心理治疗学说来看，人后天心理问题的产生基本都是根源于早年在家庭成长环境中或接受社会教育的过程中，与父母、老师、同伴或其他重要他人在个性培养和社会学习的互动过程中对潜意识烙下的深刻影响。这些早年人际关系的影响在潜移默化间被当事人内化为对自我的身份认知和认知世界的信念系统。在后天，当这些根深蒂固的信念系统和行为模式不再适应于新的环境或无法解决现实问题时，内心便会产生种种冲突和失调，这便是与自我关系的失调。心理问题本质起源于与家庭、社会、自我等各种关系的失调，且最终必须还原到人际关系的互动中才能得到有效解决。这种解决是通过人际关系的"镜子法则"来起作用，即外在人际关系只不过是内在自我关系的一种投射，人际关系中出现的问题实质是源于自我关系的失调，即心理的失衡；解决人际关系问题的根本关键在于调整自己失衡的心理、使内心和谐，而不是去控制和改变他人。就如同照镜子一样，镜子里的人头发乱了，不应去整理镜子里的人的头发，而应整理照镜子的那个人的头发。内心世界和谐了，外在人际关系也必然和谐。

2. 积极参与各种人际交往活动

（1）患者要积极主动地投入到各种人际互动和社会活动中去。患者要打开心胸，努力走出自卑、封闭、抑郁的心境，勇敢地走出去与他人交流，参加各种有意义的活动，可以是病友之间的交流活动、尤其是与成功康复的老病友进行交流和学习，也可以是逐渐尝试回归正常的社会生活，与家人、同事、朋友等恢复正常的社交联络。患者在参加这些人际活动时，除了能够感受到爱和归属感、获得情绪和心理的支持外，尤其要注意自己在与他人交往时要时刻觉察自己的心理动态和情绪变化，观察自己对他人的看法是否合理、自己是否又出现一些不该有的情绪、自己的话语是否合适、行为是否恰当，等等。特别是与他人发生摩擦和冲突时，不要逃避问题，也不要做出冲动行为，而是要意识到这是一个绝好的反思自己、发现自己问题的机会，要静下心来思考为何会发生这些冲突？自己的问题到底在哪里？不要一味责怪他人，要先从自己身上找原因，要懂得"我们无法改变别人，只能改变自己"的道理，外在发生的一切最终的根源都在自己身上。这样通过在人际关系中时时觉察和反思自己的一言一行、起心动念和情绪变化，才能真正发现自己的问题所在，并进一步学习和提升人际交往技能，做出实质的改变。人际关系是一个绝佳的心理课堂和心理疗愈场。

（2）社会要为患者搭建人际互动的平台，创造交流和影响的机会。癌症康复工作，尤其是心理干预工作，要重视鼓励和组织患者参加各种团体活动，尽可能创造各种人际交流的机会。

首先，癌症康复组织或社会工作者要经常为癌症患者组织各种团体活动，可以是教育指导活动、病友交流活动，也可以是娱乐休闲活动、社会服务活动等，并使之常规化、系统化，以形成一个稳定的人际互动和支持的平台，使癌症患者的康复之路不再孤单。

其次，癌症患者的心理干预工作尤其要重视团体心理辅导这一干预形式的重要性。团体心理辅导本身就具有个体心理辅导所不具备的优势，即通过人际关系这面镜子和人际互动中的场效应来在潜移默化间达到治疗和改变的目的。组建病友心理支持团体、为患者进行团体心理辅导，是癌症心理康复工作必不可少的重要组成部分。团体心理辅导的功效主要在于：患者能够学习到科学的癌症康复和心理健康知识，并获得及时有效的指导；可以帮助患者树立正确的健康理念和价值观，纠正认知和行为偏差；能够为患者提供持续性的正向情绪支持，释放和缓解负面情绪，增进积极情感，促进人际联结；依靠团体的场动力，带动人际间的互动和影响（包括病友之间、病友与带领者、病友与志愿者等），在关系的互动中还原患者早年形成的不恰当的人际交往模式，从而促发患者的自我认识和反思，促进人际学习，推动改变发生。

（四）建构积极的生命意义

与其说这是一种康复方法，不如说这是一种对生命的领悟和觉醒，一种新的生命观和生存状态，这往往会带来任何具体的康复方法都无法达到的疗效。这种领悟会自然而然地促发患者产生由内而外的彻底转变和身心灵的自我疗愈。

事实上，每个人都是自己最好的治疗师。在身体层面，免疫系统是自己与生俱来最好的医生；在心灵层面，精神力量和自由意志是自我疗愈、改变命运的强大武器。人本主义心理学相信每个人都有与生俱来向上发展的生命动力，每个人都渴望不断发展自己、成长进步，每个人都在自己的人生轨迹上寻求着自我的完善与实现。存在主义哲学认为人生是由一连串的选择组成的，我们无时无刻不在做出各种选择，到底是逆来顺受、屈服于命运的安排，还是举起自由意志的大旗，奋力去活出我们想要的生活、创造我们想要的人生，这就是"真实"和"不诚实"的区别。人生本没有固定的意义，我们在世上的目的就是最终去创造属于我们自己的人生意义，这其中所经历的一切磨难和挑战，都是为了这一生命目的而来。癌症，表面上看是不幸，但当我们穿透其丑陋的伪装，洞穿其本质，我们会发现，癌症是上天赐予我们的礼物。它于迷茫中来提醒我们自己是谁，此生为何而来，提醒我们以往的生活方式和生存状态需要做出改变。当我们领悟到这一更广阔的生命信息后，我们便跳脱了无意识的"命运"掌控，让自由意志的力量把握我们生命的航向，开始去创造属于自己的独特的人生意义。很多走到这一层的癌症患者最终完全康复并活得更加充实灿烂，如同重获了第二次生命，脱胎换骨般在一个新的生命高度上健康地生活着、书写着属于自己的人生，这就是很多人提到的"重生"。到这里，癌症康复也就飞跃到一个更高远、更广阔的生命高度。此时，我们再回过头来检视自己的人生，会发现癌症或是其他疾病，对于我们都有特殊的意义和目的：那便是促发我们跳脱原有的狭隘模式，重新检视自我、反思自己的生存状态，打破无意识的恶性循环，改变旧有的生活方式和心理习惯，承担起爱护自己、照顾自己的责任，用我们的自由意志去创造属于自己的人生、赋予我们的生命以只属于自己的意义。到这里，疾病和生命也就一起融合在更高的人生目的里。

第五章 癌症患者家庭的心理维护

当一个家庭中有一人被诊断为癌症后，患者本人必然会产生一些心理困扰：一是来自于疾病本身，患者觉得自己不是一个正常人了，生命安全受到了威胁；二是来自于家人，患者觉得拖累了家人，感到内疚自责。患者家人往往会将所有的精力、爱心都给予患者，觉得这是他们能够为患者做的，也是他们自己认为应该做的或甘心情愿要去做的，真是"患者病在身，家属痛在心"。但要当好癌症患者的家属并非易事，抗癌任重而道远，家属们一方面要尽力照顾好癌症患者，另一方面也要努力维护好自身的心理健康。

第一节 患者家属对患者的心理维护

癌症患者在整个诊断、治疗及康复过程中，从家属那里得到各种各样的呵护、鼓励和有力的支持、帮助，是在别处很难获得的力量，家人持久的关爱能给痛苦中的患者以希望和勇气，家属对患者的心理安抚和支持、鼓励对于患者战胜癌症起着很重要的作用。

一、患者确诊病情以后

（一）认清现实状况，了解相关知识

当医生为患者确诊并把病情告知家属时，家属要调整好自己的心态，努力控制自己的情绪，正视现实，振作精神，因为家属的情绪和心态会直接影响到患者。在患者面前要做到"内紧外松"，做情绪上的"促进派"。要及时向医生了解患者的全面情况，了解各种治疗方案，更多了解癌症患者的治疗护理经验，建立信心，担当起照顾患者的重任，与患者并肩作战，以便取得满意的疗效。同时家属自身要学习癌症防治方面的科学知识，树立正确的观念，明白"癌症≠死亡""只要坚定信心、振作精神、积极配合治疗，癌症是完全有希望治好的"，并适时向患者传达这方面的科学知识和理念，端正患者的认知、鼓励其积极抗癌。

（二）选择适当时机，委婉告知病情

关于告知病情这个问题，在这里需要多做一些说明。

在西方国家，患者在意识清醒的时候，不仅有权知道自己的病情，更有权利根据医生建议选择治疗方案。在中国，重大病情基本上是医生告诉患者家属，由家属决定如何告知患者。癌症的治疗需要多学科、多方法、多疗程反复治疗，而且有一定的毒副作用，需要患者的充分理解和主动配合，需要患者充分发挥主观能动性，用坚强的意志、承担一定的风险、克服一定的痛苦才有可能达到最好的疗效。隐瞒病情也许暂时可以瞒住，但随着人们的知识水平越来越高，对病情的了解渠道越来越多，到最后往往是隐瞒不住的。由于担心家属隐瞒病情，患者需要花更多心思对医护人员和家人察言观色，甚至自认为病情严重而无信心治疗，使得治疗效果大打折扣。事实上，患者越能正视癌症的存在，就越能积极配合治疗，效果也会更显著。因此，现在一般倾向于告知患者真实的病情。

家属可以根据患者的心理承受能力，在适当的时候，由适当的人，以一种适当的方式和语言告知患者。在任何情况下，应该总是强调有希望、积极的一面，要让患者始终感觉到医生和家人都在为自己的健康努力，而且永远不会放弃。可使用婉转的措辞，如"恐怕有点问题""可能没那么乐观"，不能说"你已经癌症晚期，最多只能活几个月，想吃什么就吃什么吧"之类的话。

让患者了解病情的最好的办法是诱导患者自己慢慢向癌症靠拢。在最初的怀疑之后，患者已经有了一定的心理准备和承受能力，当逐渐意识到自己患的可能就是癌症时，进一步了解病情只是为了最后证实自己的判断而已。这时候，若能策略地告知，并详细介绍治疗的技术和方法，介绍一些身边疗效好的真实病例，解除患者思想顾虑，鼓励其树立信心，积极配合治疗，往往可收到良好效果。告知病情后，家人应尽可能陪伴在患者身边，通过身体的接触（如握手、拥抱、抚触、拍拍背等），适时适当地表达家人的理解和支持，重新点燃患者对生活和治疗的信心，不要让患者感到孤独和恐惧。同时，注意患者的情绪变化，允许他表达强烈的情感，帮助患者释放压抑的情绪。但部分患者可能需要一个人静一静，家属可以在保证患者安全的前提下尊重患者的意愿。对于性格内向而情绪倾向不稳定的患者，可以暂时隐瞒，随着治疗的进展，当出现良好转机的时候，再抓住时机，向患者逐步讲明。若遇到患者无法接受、伤心绝望，甚至歇斯底里的时候，家属更要做好相应的安全防范，耐心疏导，帮助病人从痛苦中解脱出来，树立战胜癌症的信心。要注意留心观察患者的行为反应，必要时可以寻求医护人员和受过心理专业训练的人员给予援助，尽早帮助患者走出不良状态。

（三）树立患者信心，努力配合治疗

当患者得知自己确诊为癌症以后，会经历四个阶段，产生一些不良的心理反应。一是应激反应期，这一阶段最大的特点是惊慌失措。当被癌症这个与死亡很接近的字眼砸中的时候，患者会顿生对死的恐惧和对生的焦虑。二是否认怀疑期，这一阶段最大的特点是回避和不接受、否认事实，常常想"是不是医院搞错了，把别人的检查结果弄到我头上来了"。三是沮丧愤怒期，这一阶段最大的特点是在痛苦中学会慢慢接受，侥幸逃过的心情在逐渐破灭，愤怒、绝望与沮丧的情绪在心中波澜起伏。四是接受适应期，这一阶段最大的特点是在适应中继续生活。经过这几个阶段，患者大多会最终接受事实，融入接下去的治疗与生活中，在与癌症的不断抗争中，使生命得到升华。坚强地与病魔作斗争的信心是尽快缓解这四个阶段不良心理反应的一剂良药。信心是患者抗癌的重要精神支柱，可以激发病人的抗癌潜能。癌症患者容易受不良信息的影响而出现情绪波动和意志动摇。但如果患者拥有战胜癌症的坚定信心，就能抵抗这些负面信息的干扰，使自己的精神维持在有助于治疗和康复的良好状态，相信药物能够提高免疫功能、抑制肿瘤生长、加快治疗和康复进程，结果就能收到良好效果。

　　家属要充分了解患者这些不同阶段的心理反应，用积极的方法影响、强化、帮助患者树立顽强战胜癌症的信心。首先列举案例，树立榜样。可以多找一些积极乐观、信心十足、行动坚毅，最终战胜癌症的抗癌"明星"的事例，经常与患者交流，学习他们的精神，模仿他们的经验，从正面强化积极参与治疗和康复的信心。同时也可以找一些因为观念错误、态度消极、情绪悲观、失去信心、没有行动而出现不幸结局的实例作为反面教材，警示患者：这是大家不愿看到的结果。其次和患者交流分享康复后的美好生活。和家人在一起共享天伦之乐；和朋友一起聊天、聚会、旅游；重新走向工作岗位，为家庭和社会尽一份力；完成自己未了的心愿，实现自己的人生价值。实现美好的愿望，首先要战胜疾病；要战胜疾病，就要树立战胜疾病的信心。最后付诸行动，及时巩固效果。随着治疗的深入，病情有所缓解，患者自己的身心状态逐渐好转时，战胜癌症的信心会更加坚定，家属要抓住时机鼓励患者用更加积极努力的行动强化信心，真正形成"要想活下来，就要坚定必胜的信心；要坚定地想活下来，才能力争活下来，才能最终活下来"的信念。

二、患者治疗过程中

患者树立了坚定的信心，表现出积极配合治疗的态度后，家属可以根据医生建议的治疗方案，与患者协商最终确定最佳治疗方案，开始打响抗癌大战。

（一）掌握基本的护理方法

患者手术、化疗结束后，往往身体虚弱，精神较差，家属应该多陪伴。伤口未能完全愈合，患者体质较弱，生活不能完全自理，则更需要家属的帮助和照顾，如帮助保持身体清洁、口腔卫生，帮助如厕等。输液时要多观察药液的情况，关注药液的量和患者的反应，发现问题及时与医生护士联系。学会一些简单的治疗护理方法，如帮助患者翻身、拍背、活动躯体，使患者以比较舒服的状态应对疾病中躯体的不适，让患者觉得家属实施的方法是正确的、有爱的，从而产生信赖感、舒服感。做到"五勤"，即勤翻身、勤擦洗、勤按摩、勤整理、勤更换，预防褥疮发生。留置导尿管者，要记录排尿量及时反馈给医生。鼓励患者多摄入高蛋白、易消化、具有丰富营养的食物，以增强机体抵抗力。

（二）帮助患者应对治疗中的不良反应

在手术后及放化疗期间，由于治疗的副作用产生的痛苦会给患者的身心带来压力与不适，包括恐惧、烦躁、悲观、猜疑、失眠等，还有对治疗疗效的担忧，有时患者的情绪可能会表现得比较明显，这时家属要忍耐和理解，要给予患者心理上的安慰和精神上的支持，要让患者知道家人会一直陪在他（她）身边，坚持到底就能胜利。因化疗副作用，患者可能会恶心、呕吐，吃不下东西，家属要注意饮食调养，本着高蛋白、高热量、易消化、低脂肪的原则，为患者提供多样化、富有营养的菜肴，鼓励患者多食水果和蔬菜，提高机体的免疫力和抗癌能力，以利于康复。

（三）鼓励患者建立"治病档案"

建立"治病档案"有助于患者关注自己的身体状况，掌握自己的治疗情况，了解自己在抗癌过程中的经验教训，记录下自己的努力和心路历程，及时给医生提供准确的信息。同时这也是给患者找些有意义的事情做，从而转移对疾病恐惧的注意力的一种方式。

下面的信息可供记录参考：

1. 记录最初出现症状的时间，描述症状，回想当时是否在意过、治疗过。

2. 记录去治疗过的医院、做过的检查项目及检查时间，尤其要记录结果不正常的检查项目。

3. 记录系统接受治疗的医院、时间，主要的治疗方法及经过，以及自身的反应，感觉到的最佳效果及最不适的症状。

4. 观察并尽量记录下身体的变化，比如体重、食量、活动量等。

5. 尽量保留原始单据或复印件，如化验单、各项检查结果等。

6. 尽量保留影像资料，如CT片、X光片等。

7. 记住自己的门诊号、住院号、病理号等，以便于有必要时查找医院的原始资料。

三、患者康复过程中

（一）做好患者坚强的心理后盾

1. 鼓励患者增强康复信心

患者经过一系列的治疗以后，进入康复阶段。这是一个漫长的过程，需要更强的信心和意志。家属不离不弃的心理陪护和坚定的鼓励与支持对患者来说非常重要。

由于对疾病的不确定感导致的恐惧、抑郁与焦虑，随着病程的延长和身体的康复，大多逐渐缓解，但担心复发、转移，忧心忡忡的情况在患者中很多见，尤其在复查前及等待检查结果时表现得更加突出。家属要注意观察患者的各种情绪变化，及时发现患者表现出的悲观情绪，适时给予支持和鼓励，打消患者的顾虑，坚定其信心。家属要多与患者说些轻松、愉快的话题，对临床治愈的患者，除避免重体力活动外，应视其为正常人，要让他（她）感觉到自己只是一个需要长期与慢性疾病斗争的普通人。家属要鼓励患者参与家庭生活，主动为自己和他人做些力所能及的事，如尽量生活自理，参加一些轻松、愉快的活动和常规的家庭劳动，既照顾自己，又享受生活，增强求生的意志。患者在集中精力参与这些活动时，也可暂时忘记病情，减轻精神压力，同时感到自己和常人没有什么差别，信心会越来越强。家属应该经常称赞患者良好的表现，如称赞患者"你能自己干，真了不起！"或者"家庭活动有你参加，真好！"等等，让患者觉得自己能行，也很重要，更有行动的积极性，对康复也更有信心。家属在饮食方面要隐性照顾。如：时常做一些有益于抗癌的菜肴，但不要说"这有益于抗癌"，可以说"我自己爱吃这个，你也吃一点吧"，这样可以减少对患者的语言刺激。家属的这些细微的关心和行为，都能及时给予患者有效的鼓励、帮助和支持，有助于患者增强信心，更有动力投入到自身的康复锻炼活动中。

2. 给予患者无条件的情绪支持

由于病痛的折磨、身体的变化、生活轨迹的改变，癌症患者往往容易出现各种情绪波动、甚至失控，心思想法较常人更为敏感、多疑、多变，有时甚至不可理喻。患者家属要充分认识和理解患者的这种心理状态，不能用常人的标准来要求患者。家属要深入了解和把握癌症患者的种种心理特征（可参考本书前面几章），用无条件的关怀和接纳来面对患者的各种心理变化，尽力做好患者的情绪安抚工作，给予患者充足的安全感，这样才能更切实地做好患者坚强的心理后盾。"请把自己变成一个海绵，无条件地接受她的任何不良情绪。"这是德国著名心理学家威尔格———一个乳腺癌患者的丈夫———在和妻子共同抗癌近20年的时间里，得到的经验之一。

有时患者抱怨家属照顾不周，心情不好，对家属迁怒、辱骂、发脾气，家属应该了解到，癌症患者这样做只是一种痛苦的发泄，并非故意，要给予更多的谅解和宽容，如果顶撞和反驳患者，只能火上浇油，不利于其病情康复。癌症患者往往会产生自卑心态，认为自己患了癌就低人一等，是一个不完整的人。尤其是一些女性患者，如乳腺癌患者，会认为自己的身体已经残缺，失去了女性魅力，配不上另一半了，由此产生了深深的自卑感和不安全感，害怕另一半对自己不忠或者抛弃自己，逐渐变得敏感多疑，甚至做出各种不理智的行为，如反复查对方的行踪、无缘无故吵架等等。患者家属一定要充分理解患者的这种心理变化，调整好自己的心态，用充足的耐心、关心和爱心对待患者，让患者感受到被接纳的安全感。如果失去耐心，一味顶撞患者，甚至做出不理智行为，反而会使得情况越来越糟，危害到患者的健康。事实上，很多本已经康复了好多年的癌症患者，往往就是由于与家人的一次剧烈争吵或家庭矛盾的突然爆发，而病情复发，最终死亡的。

白天家属上班的上班，上学的上学，家里空荡荡的，患者会产生孤独和寂寞感，家属应该安排好患者一天的生活，让患者感到愉悦、充实。要鼓励患者与人交往，参加各项活动，转移注意力，调整情绪，以积极的心态面对疾病，也可以鼓励患者多听音乐及看幽默的节目，放松身心，在笑声中摒弃杂念，顺利度过低潮时期。

患者要定期去医院复查，家属要配合患者完成每次复查及随访。如果患者要求入院治疗，应尽力满足，避免患者有不尽力治疗或被抛弃的感觉。

（二）督促患者加强身体活动

癌症患者在康复中应进行力所能及的体育锻炼。适度锻炼可以帮助癌症患者找回自信，增强体质，提高机体抵抗力，使患者有良好的身体和功能状态，有益于促进健康。当身体和机能逐渐改善，自然会有好心情。但要提醒关照患者注意以下三点：

一要注意动静结合、身心共练。动可"调身"，包括如散步、太极拳、八段锦、甩手操、经络拍打养生保健操、回春医疗保健操、五行健康操、六字诀、广场舞等。静可"调神"，如冥想、静坐、催眠放松等。把"练身"和"练心"有机地结合起来，可促进机体处于身心和谐状态。

二要注意量力而行，循序渐进。根据患者自己的身体状况，选择合适的活动项目，要懂得欲速则不达的道理。不宜盲目跟从别人，急于求成，操之过急可能伤身伤神。

三要注意劳逸适度，持之以恒。注意活动强度，不能勉强，当身体出现某些不适或病情有反复迹象时，应及时去医院诊疗或检查，不能盲目锻炼。锻炼不是一朝一夕的事情，要长期坚持，形成良好的锻炼意识和习惯才能有保健效果。

（三）鼓励患者参加相关社会活动

癌症患者可以参加癌症康复俱乐部，那里有很多"同病相怜"的病友，有的已经抗癌5年、10年、20年以上，他们的现身说法更能增强患者的信心。在康复俱乐部的活动中，患者可以获得更多科学抗癌、防癌知识，了解最新医疗咨讯；可以互相交流治疗、康复体会；可以相互之间给予支持与安慰：这对患者战胜疾病、走向康复很有帮助。所以家属要建议、鼓励支持患者多参加这些活动。除此之外，还可鼓励患者多参加一些社会公益活动，或能够展现自身特长、有利于陶冶情操的活动。在这些活动中，一方面患者通过发挥自己的一技之长或经验优势，能够帮助到他人、服务于社会，体现了自身的社会价值，有利于社会功能的康复；另一方面，患者在群体活动中能够得到更多的人际关怀和社会支持，获得有利的资源，感受到社会归属感，更好地促进心理和生理功能的康复。

第二节 患者家属自身的心理维护

　　癌症作为一种重大的负性生活事件，不仅给患者，同时也给家属造成极大的心理刺激。家属是癌症患者最重要的看护者和社会支持者，家属能否给患者有效的精神支持，对患者的病情康复起着重要作用。患者家属的心理状态会对患者的心理状况产生直接影响，家属的负面情绪可导致患者出现不良心理反应，从而影响到患者病情的发展和预后。因此，患者家属更要充分关注和了解自身的心理健康状况，并进行及时干预。

一、患者家属自身的心理反应

（一）恐惧与焦虑

由于长期以来癌症在人们心中的概念就是不治之症，家属得知亲人已确诊为癌症时，会突然产生亲人即将离去的感觉，从而产生恐惧和焦虑心理，这是最常见的心理反应。家属往往会表现出惊恐不安，不知所措，表情迟钝，注意力不能集中，过分的紧张和不安。如果在患者面前不能很好地控制这些情绪，会使患者在心理上受到不良影响。

（二）隐瞒与紧张

大多数家属认为让患者了解病情会增加思想其负担，因而千方百计对患者隐瞒病情，对患者的问话不能如实回答，或借口搪塞，面对患者的疑虑又深感内疚和不安。患者手术时家人常常整夜护理，体力消耗的同时，心理上又担心患者是否能够顺利从手术中恢复。化疗时家人经常目睹患者因治疗引起的不良反应，如恶心、呕吐、脱发、失眠、疲惫、无食欲、腹泻等，一方面因不忍心看到自己的亲人受痛苦而感到心痛，另一方面担心病人因此放弃治疗而丧失治疗机会，内心充满了矛盾，精神常常处于高度紧张状态。康复中担心患者病情出现新的问题，每次来医院复查或看检查结果时，都是怀着忐忑不安的心情。

（三）悲哀与沮丧

很多患者和家属感情深厚，是家庭中的顶梁柱，是主要经济收入者或者是操劳家务、抚养子女的主要负责人，家属内心充满悲哀、自责、无助，情绪非常痛苦，终日沉浸在悲伤之中，表现为愁眉不展、精神不振、不思饮食、明显消瘦。当看到患者受着治疗的折磨、疼痛的煎熬而又爱莫能助时，家属更加感到痛苦不堪，心理的巨大悲伤不但不能在患者面前流露出来，还要强打精神，安慰病人，感到心力交瘁。

（四）厌烦与淡漠

部分家属和患者感情不佳，或因承担着漫长治疗过程中的繁杂事务和沉重的经济负担，或因患者长期影响家人正常生活，而感到厌烦。还有些长期遭受癌症折磨的患者心理逐渐发生了不同程度的畸形变化，变得心胸狭窄、多疑、对家属百般挑剔，甚至粗暴蛮横地向家属宣泄情绪，使家属无端受到抱怨、指责而感到委屈，但又不能和病人争辩，只好忍辱负重、委曲求全，心情变得抑郁。家属可能会因此不愿关心照顾，不闻不问，很少探望，甚至不愿与患者接触。

二、患者家属自我心理调节

家属的身心健康是为患者提供支持和帮助的前提。如果患者家属心理压力和不良情绪得不到排解和减轻，不仅使照顾患者成为很大的负担，对家属自己的身心健康也是十分不利的。因此患者家属更要关注和重视自身的心理状况，积极做好有效防护。

（一）认知调整

1. 学习正确的抗癌知识，保持积极的态度

世界卫生组织认为癌症中有1/3是可以预防的，有1/3是可以治愈的，还有1/3是可以通过治疗改善症状、延长生命、提高生命质量的。家属可以通过参加医疗讲座，或者在网络、科普读物上研读正确的抗癌资料，来增加这方面的认识；可以注意寻找癌症患者康复的案例，学习他们及其家属的乐观态度和应对困难的能力，帮助自己保持良好的心态和对未来的希望，这有利于增强自己的信心，也有益于帮助患者坚定积极治疗的信念，对于患者的治疗和康复会起到很关键的作用。

2. 降低对疾病和自己的期望，缓解内心压力

了解目前的医疗水平有限，自己的能力有限，正确看待患者在治疗过程中经历的痛苦、病情发展变化

的不可控制和自己有时的无能为力，做好力所能及的陪伴、照顾、鼓励和支持。正确看待和面对可能来临的死亡：其实人生就是一个判处死刑、缓期执行的过程，只不过是缓期执行的年限不同，当大限来临之时要坦然接受。

3．了解患者的心理特征，给予理解和支持

家属要为患者提供有效的陪护和照顾，首先要对患者在患癌后、治疗和康复过程中的种种心理特征和情绪变化有充分的了解。除了参考本书前几章的内容外，家属要有意识地补充癌症知识和心理学知识，注意观察患者的言行举止和情绪变化，掌握好患者的心理动态，培养自己的"共情"能力，设身处地站在患者的角度去理解他（她）的内心世界。这样才能做到有的放矢，一方面避免出现由于误解而引起的争执、隔阂和矛盾，另一方面使得家属对患者的照顾更贴心、更到位，更能赢得患者的信赖，使其感到自己是被爱和被重视的。

4．尊重和理解患者的选择和决定

真正的选择权和决定权是患者本人，只有本人才能对自己的生命拥有最终决定的权利。在治疗康复过程中，有事要多与患者协商，征得患者同意，家属不要擅自做主，要明白自己的主要任务是充分发挥陪伴、照顾、支持、督促的作用。

5. 减轻恐癌心理，重视防癌

有的癌症与遗传有关，这些癌症患者的家属更容易惊慌失措，背负沉重的思想包袱。一般来说癌症不会直接遗传，遗传因素在大多数肿瘤发生中的作用是遗传对致癌因子的易感性或倾向性，有癌症家族史的人并不一定就会得癌，易感人群和高癌家族成员也不是对任何癌症都易感。除了遗传因素的影响，癌症是否形成，还取决于精神因素、环境因素、饮食因素及生活习惯等诸多个人后天因素及外界环境的综合作用。但从预防角度看，早期发现这些具有患癌风险的易感者，并及时采取预防措施，必将有助于降低癌症的发病率。因此在日常生活中，家属要尽量远离致癌因素，保持良好的精神状态，合理饮食，注意有针对性地选择食用有抗癌作用的食物，选择适宜的运动锻炼方法，不断提高机体的免疫力，最大限度地避免癌症的发生。

（二）情绪缓解

残酷的现实摆在面前，逃避是无济于事的。承认现实是一个痛苦的过程，可以在内心告诉自己，经历的这种痛苦是正常的。无论谁遇到这样的事情都会恐惧、焦虑、悲哀、无助。不要徒劳地和自己的不良情绪对抗，而是先接纳自己的情绪。然后，采取正确的方式进行调节。

1. 合理宣泄

留意、觉察自己的不良情绪，允许它的存在和适度表达，选择正确的途径进行宣泄，比如痛哭、向别人倾诉、做家务、运动等。值得注意的是，错误的宣泄方式，如借酒消愁、骂人砸物等，可能导致更痛苦的后果。应当重新调整好生活优先顺序，先关爱好自己，再以积极良好的状态去照顾患者。

2. 转移注意力

听听音乐、散散步，养养花草、写写字，这些业余爱好能很好地转移注意力。重要的是也可以和患者一起选择一些合适的、可操作的项目，量力而行、循序渐进、持之以恒地坚持，这样可以互相影响、互相带动，既转移了注意力，缓解了不良情绪，又丰富了家庭生活，增进了感情。

3. 放松训练

尝试体验一些简单的放松方式，如呼吸放松、冥想放松、渐进式放松等，找到比较适合自己的方法，坚持练习，增强身体的感受性，提高缓解不良情绪的有效性。具体的放松方法在前面几章中都有介绍，可以参照进行。

（三）寻求支持

1．适当休息和放松

安排好亲人轮流陪伴照顾患者，或者请别人来帮助处理一些琐事，让自己可以有时间休息或做其他事。

2．参加癌症患者家属的互助座谈会或活动

一些由癌症患者家属发起组织的互助组织，或者由社会人士倡导搭建的为癌症患者及家属提供帮助的平台，会经常开展一些有助于患者家属之间互相交流心得、感受和相互支持、帮助的活动，给予大家力所能及的支持，鼓励大家正确对待家庭不幸，共度难关。

3．必要时要积极寻求专业的心理辅导

癌症患者抗病之路很艰辛，作为陪伴患者的家属，责任也很重大。不管是在生活起居上还是在心理维护上，患者家属都要给患者积极的暗示、有效的帮助，因此，家属是否能始终维持一个良好的心态非常关键。如果感到自己实在无法应付了，一定要寻求专业的心理帮助，避免身心健康受到影响。

第六章 癌症患者的临终关怀

　　癌症是一种严重威胁人类健康和生命的疾病，不论医学发展到什么程度，总有部分患者因医治无效而死亡。死亡虽是一件自然的事情，但也是一段痛苦的过程。在美国，无治疗意义、估计只能存活六个月以内者，被认为是"临终"。我国对"临终"未有具体时限规定。一般认为，患者在经过积极治疗后仍无生存希望，直至生命结束之前的这段时间称"临终"阶段。临终患者在生命最后这段旅程中的心理感受是相当复杂、多变的，因此了解患者的心理变化，积极进行临终关怀，使病人在有限的生存期间内，在充满人间温暖的氛围中安详平和、舒适而有尊严、无憾无怨地走完人生最后一程具有重要意义。在我国，临终关怀这一领域起步较晚，但随着社会经济的发展、物质生活的提高以及生活方式的改变，临终关怀已受到越来越多的关注。癌症晚期患者已成为临终关怀的重点人群。

第一节 临终关怀的主要任务和原则

临终关怀和癌症预防、治疗、康复一样，是癌症研究中不可忽视的方面。临终关怀不同于安乐死，不是促进和帮助患者死亡，而是为了满足患者生理、心理、社会需求的全面照顾，提高其尚存的生命质量，维护其人格尊严，给人生旅途已趋终点并正遭受痛苦折磨的患者带来一种充满温馨的慰藉和人文精神的关怀，切实做到使患者在最后的生命历程中坦然面对死亡、保持安详。"守护濒临死亡的患者"是临终关怀的根本任务。晚期癌症患者的基本需求包括维持生命、解除痛苦，直至无痛苦地逝去。临终关怀的重点是为患者减轻痛苦和送终，核心是心理上的而非生理上的关怀，要在满足患者基本生活需要基础上，更好地满足他们的心理需要。这是一个由医师、护士、社会工作者、家属、志愿者以及营养学和心理学工作者等多方面人员共同参与的特殊服务过程。

临终关怀的主要任务包括对症治疗、家庭护理、缓解症状、控制疼痛、减轻或消除病人的心理负担和消极情绪。一般说来，濒死者的需求可分为三个水平：保存生命、解除痛苦和没有痛苦地死去。因此，当死亡不可避免时，患者最大的需求是安宁、避免骚扰。亲属要随和地陪伴，给予精神安慰和寄托，对于患者美（如花、音乐等）的需要，或某些特殊的需要，如写遗嘱、见最想见的人等，都要尽量给予满足和安慰，使他们无痛苦地度过人生最后时刻。

临终关怀应遵循以下原则：

（一）以舒缓疗护为主的原则

对于晚期癌症患者来说，治愈希望已变得十分渺茫，此时最需要的是身体舒适、心理安宁。用更多的爱心和耐心对患者进行全面的关怀，给予疼痛控制、生活护理和心理支持，目标已由以治疗为主转为以对症处理和护理照顾为主；以延长患者的生存时间为主，转为以提高患者临终阶段的生命质量，维护患者临终时的尊严与价值的全面照顾为主。对于临终患者进行适度治疗也是需要的，虽然适度治疗属于安慰治疗，起不到决定性的作用，但是可以让患者减轻痛苦，改善生活质量，同时也是对患者及其家属的一种安慰。真正体现出珍重生命、尊重患者的尊严和权利，让患者在心理和身体两方面都可以感到舒适。

（二）以人文关怀为主的原则

有些人片面地认为临终就是等待死亡，生活已没有价值，患者也变得消沉，对周围的一切失去兴趣，甚至有的医护人员、家属也这样认为，并表现出态度冷漠、语言生硬、操作粗鲁等。患者尽管处于临终阶段，但个人尊严不应该因生命活力降低而被轻视，个人权利也不可因身体衰竭而被剥夺。只要患者还有呼吸，未进入昏迷阶段，就仍具有思想和感情，医护人员及家属应维护和支持其个人权利，如保留其个人隐私和尊重其生活方式等。临终关怀认为：临终也是生活，是一种特殊类型的生活，所以更要以高度人文关怀的态度，正确认识和尊重患者最后生活的价值和意义，对临终患者在生理、心理、社会等方面，积极给予力所能及的全面照顾与关心，帮助其提高生活质量，这是对临终患者最有效的服务。

（三）人道主义原则

对临终患者提供更多的爱心、同情与理解，尊重他们做人的权利与尊严，也包括共同面对死亡。有生便有死，死亡和出生一样是客观世界的自然规律，是不可违背的，是每个人都要经历的事实，正是死亡才使生显得有意义。临终病人只是比我们早些面对死亡的人，他们的现在也是我们以后要面临的。我们要本着人道主义态度善待他们，珍惜他们即将结束的生命体验，提升自己的生命感悟，过好自己当下的生活。

第二节 临终患者的心理反应和护理

一、临终患者的心理反应

临终患者的心理状态随其年龄、性格、文化水平、自身素质、家庭环境、社会环境等因素而不同，也与其在病中所体验到的痛苦和不适程度、医务人员和家属对其关心的程度以及以前的生活满意程度等有密切关系。一般而言，临终患者由于受疾病的折磨，表现出焦虑、抑郁、孤独、消极、绝望、恐惧等心理特征，表现形式虽因人而异，但概括起来临终患者的共同心理特点是恐惧感、失落感、自卑感、孤独感。临终前的患者，特别是年轻的病人，求生欲很强，不惜任何手段，只希望出现医学奇迹，以实现生命的延续。他们的临终阶段在痛苦和希望的矛盾中度过，家属也会不舍得病人离去，不惜用任何代价延续病人的生命。虽然临终患者的心理反应有个体差异，但也有其阶段性特点。美籍精神病学家伊莉莎白·库布勒·罗斯博士在其《死亡与濒死》一书中将临终病人的复杂心理和行为归纳为五个典型的阶段，即否认期、愤怒期、协议期、忧郁期和接受期。

（一）否认期

当患者间接或直接听到自己可能会死亡时，常显得十分震惊，呈休克状。第一个反应就是"不可能""那不会是我"，否认病情恶化的事实，对可能发生的严重后果缺乏思想准备，希望出现奇迹。有的患者到临终前一刻还处于否认期，仍乐观地谈论未来的计划及病愈后的设想。否认期可以缓解心中的惊恐，为患者赢得必要的适应时间，有利于最终接受即将死亡的现实。但过度的否认有时会使患者表现为要求家属四处求医问药，希望找到能使自己生命延续的医生和药物，造成医疗资源的浪费，加重患者家庭的负担。

（二）愤怒期

当患者经过短暂的否认而确定治愈无望时，常常会产生愤怒、嫉妒、怨恨的情绪："为何是我？这太不公平了！"表现为烦躁不安、悲愤、拒绝治疗，甚至敌视周围的人。这种愤怒往往指向精心照料自己的家属、医务人员，也可指向事物、医疗器械、生活物品。此期间患者的言行让人觉得不通情达理、不可理喻。

（三）协议期

此期间，患者开始承认死亡的即将来临，不得不面对人生的终结。为了延长生命，患者会做许多内心的承诺，如"如果让我多活一年，我会……"有一些患者认为许愿或做善事能扭转死亡的命运；有一些患者则对所做过的错事表示悔恨；有一些患者同意接受任何检查、配合任何治疗，希望能暂时缓解痛苦症状。

（四）忧郁期

尽管采取多方努力，但病情日益恶化，患者已充分认识到自己接近死亡，心情极度伤感，郁郁寡欢，处于无助、绝望、悲哀、凄凉、孤单中，常会默默哭泣、不愿多说话，最担心的是孤单地死去，所以特别希望家人陪伴在身旁。此时患者可能会非常关心死后家人的生活，同时急于交代后事。

（五）接受期

经历一段忧郁后，患者的心情得到了抒发，面临死亡已经有了准备，不再恐惧、焦虑，但身体极度疲劳衰弱，常处于嗜睡状态，表情淡漠，非常平静。患者会通过言语或非言语行为（如体态姿势、神态、面部表情、眼神）表达他最后的要求。濒死状态中的患者有时会产生幻觉，如听到来自另一个世界的音乐或闻到香味，见到死去多年的亲人等。此时家属通常比病人需要更多的帮助和支持。

应当注意的是，临终患者心理活动的五个发展阶段，并不能完全明显地分开，也并非每个患者一定会依次经历。有些人可能只经历其中的一至两个阶段，有些人会在其中任何两个阶段之间反复进退，有的时而重合、时而提前或推后，也有的患者一开始就进入接受期或停留在某一阶段直到死亡，各期间的持续时间也因人而异，所以需要认真观察，有针对性地进行心理护理，给那些精神痛苦大于肉体痛苦的临终癌症患者提供切实可行的帮助，在控制和减轻临终患者机体痛苦的同时，更好地做好心理关怀。

二、临终患者的护理

医护人员、心理工作者或家属应掌握患者不同阶段的现实状况和心理活动变化，对患者进行有效的环境、身体和心理护理，切实做好临终关怀工作。

（一）环境护理

晚期癌症患者一般身体比较虚弱，免疫力低下，应尽量为患者设置一个温馨、和谐、舒适、安静的休养环境。充足的阳光可使患者感到温暖舒适，应为病人准备一个阳光随时可以洒进来的房间，室内放置鲜花或绿色植物，墙壁上还可以挂上患者喜欢的图画。保持室内空气新鲜、整洁、室温适中。气候变化时，注意防寒保暖。天气暖和时应经常打开门窗，但光线不要直射患者面部，以免患者发生眩晕。午休时宜拉上窗帘把光线遮暗，以适合患者休息。必要时进行房间消毒，防止发生感染。可以放些轻音乐或古典音乐，有利于患者心情舒畅、乐观，缓解疼痛。要注意做到"四轻"：说话轻、走路轻、关门轻、动作轻，创造一个雅致宁静的环境。

（二）身体护理

1. 饮食护理

临终前患者因长期慢性消耗，多缺乏食欲，体质虚弱，若并发营养不良，治疗效果就大打折扣，生活和生命质量也得不到保障。因此要积极给予营养支持。为保证其营养充分，应了解患者饮食习惯，选择适合患者口味且营养价值丰富的食物，最大限度地保证患者的营养需求。鼓励患者进食，以高热量、高蛋白、高维生素、易消化的半流食、流食为宜，尽量满足患者营养的需要。患者不想吃时，家属可制定饮食计划，调剂花样品种，做一些色香味俱全、易消化、富有营养的饮食，鼓励病人少食多餐。不能进食者可以遵医嘱给予补充能量合剂，可进行鼻饲、静脉滴注、肠外营养补充等。

2. 皮肤护理

临终患者由于肌肉无张力，加之体质衰弱和长期卧床，极易导致褥疮发生。应尽量帮助患者采取舒适的体位，勤翻身、叩背，经常按摩受压部位和骨突处，及时更换潮湿被褥，避免褥疮发生。每天定期给予口腔和鼻腔护理、眼睛护理和排泄物的清理。如痰液过于黏稠，可配合医生给予药物及非药物治疗，呼吸困难者可根据需求给予低流量、低浓度吸氧，做有效呼吸及有效咳痰的锻炼。

3. 疼痛处理

由于癌症细胞累及器官、骨骼，同时由于放疗、化疗反应等因素，疼痛是晚期癌症患者临终阶段常见的症状。它可以改变患者的情绪及心理状态，引发患者对死亡的恐惧和绝望，甚至加重病情。要果断地采取各种措施，设法减轻或消除患者疼痛，提高患者的生存质量，避免患者在疼痛中死亡。解决疼痛问题对于晚期癌症患者的生活质量及其临终前的治疗和关怀影响重大。

目前控制疼痛的方法主要有非药物控制和药物控制两类。非药物止痛可以采用皮肤按摩、针灸止痛、音乐疗法和催眠疗法等方法。患者在欣赏音乐的旋律、音色变化和节奏节拍时，会调动思维、记忆、联想、想象等各种心理活动，放松机体、心情愉快、转移注意力，减轻对疼痛的关注，从而感觉到疼痛的缓解。在催眠状态下运用积极的心理暗示对患者抑郁、恐惧、焦虑等负性情绪进行干预，并使患者的意念、精神和身体转移对疼痛的关注，高度集中在身心的放松、愉悦和祥和的状态中，也可以扩大痛阈，缓解疼痛。对于晚期癌症病人的疼痛的主要治疗方法就是药物治疗。90%以上的癌症患者按时用药可以有效缓解疼痛。部分患者由于疼痛的消失，信心增加，生存质量得以改善，从而延长生命。药物治疗时应采取"三阶梯止痛法"，根据不同情况选择止痛药物。Ⅰ级（轻度疼痛），疼痛可忍受；Ⅱ级（中度疼痛），疼痛不能忍受；Ⅲ级（重度疼痛），疼痛剧烈，不能忍受，需要镇痛药物，此时不要考虑成瘾的问题，目的是最大限度地减轻患者的疼痛，提高生命质量，而不是延长生命时限。在治疗时应倾听患者的诉说，了解患者的心理状态，并向患者或家属解释疼痛的原因及用药的原则，使其从精神上享受人的尊严与权利。

（三）心理护理

1. 尽力做好患者的心理安抚工作

理解是对临终患者心理护理的前提。要充分理解、十分体贴、满腔热忱地对待他们，不能因其就要死去而远离他们甚至轻视他们。根据临终癌症患者不同阶段的心理变化给予相应的心理支持，是临终患者心理护理的重点。

（1）否认期。了解否认的保护性功能，允许患者有充分的时间面对自己的死亡。常常陪伴在患者的身边，让他感到没有被抛弃，而时刻受到人们的关怀。与患者交谈时，要耐心倾听患者的诉说，表示理解和支持，顺势引导，使之维持适当的希望，建立起良好的、互相信赖的关系，同时也要防备少数患者心理失衡，以扭曲方式对抗此期的痛苦。不要在患者床旁窃窃私语，以免引起患者的焦虑与误会。

（2）愤怒期。患者发怒的对象通常是他最信赖的人以及不会弃他不顾的人。临终患者的这种"愤怒"，是一种求生无望的表现，是发自内心的恐惧和绝望，应该看成是正常的适应性反应。要充分理解病人的痛苦，以容忍的态度对待患者的情绪。要谅解、安抚、疏导患者，让其倾诉内心的忧虑和恐惧，鼓励安慰他，并要注意保护其自尊心，这样对患者是有益的。如果不能理解体贴病人，采取回避的方式或表现出不满和厌烦，甚至以"愤怒"回击"愤怒"，就会愈发加重病人的消极情绪反应。

（3）协议期。要主动关心患者，创造各种条件，尽可能地满足患者的各种要求，为之解除病痛，缓解症状，即便难以实现，也要做出积极努力的姿态。对这期患者，可帮助病人宣泄压抑的情绪，允许其诉说哀情和痛苦，并耐心倾听，同时还应鼓励与支持患者增强和疾病作斗争的信心和勇气。

（4）忧郁期。随着病情的逐渐发展，患者似乎看到自己离死亡不远了，一切的努力将无济于事，会表现出极强的失落感及绝望感，处于哀伤和抑郁中，甚至有自杀的念头。此时要多多给予患者照顾，尽可能地满足患者的要求，让患者尽量表达出其失落悲伤的情绪。特别要注意做好患者的安全保护，时刻需要有人陪在他们身边，防止其自杀。可以静静地陪着他，握着他的手，对他的悲伤、哭泣提供支持。家属要控制情感，不要增加患者的悲痛。

（5）接受期。此期病人心态已经平静。应使他意识到人活着寿命的长短并不是最重要的，重要的是人的生命质量。应提供安静、舒适的环境，保持与患者持续的沟通。此期比较适合开展死亡教育，诸如探讨死亡态度以及死后的丧葬安排等等。死亡教育是临终关怀的一项重要内容，死亡教育的目的在于帮助临终患者对死亡有正确的了解，认识死亡是人生无法抗拒、不可回避的结果和现实，与其痛苦挣扎，不如顺其自然，树立正确的死亡观。突破对死亡的恐惧和不安，能在一定程度上缓解患者的焦虑、悲观、恐惧等情绪，学习"准备死亡，面对死亡，接受死亡"，达到让生命"活得庄严，死得尊严"，平静安详地接受死亡，走完人生最后一程。

2. 妥善做好临终患者家属的安抚工作

如果家属能保持相对稳定的心理状态，并能和医务人员通力合作，就会使临终关怀服务取得满意效果。反之，则会造成服务工作难以顺利开展，患者临终生活质量降低。为此，医务人员及心理、社会工作者一方面要积极为患者治病、辅导，以减少家属的担心；另一方面也要对家属进行教育，使他们增强信心，做好配合工作，积极鼓励和支持患者，无微不至地关心患者，使患者的心理得到最大的安慰。在患者即将离开亲人之时，家属情绪上的纷乱和悲痛是巨大的，要沉着冷静，做好家属的心理支持，进行安慰劝说，并帮助家属处理好善后护理工作。

临终关怀是一项高尚而艰巨的工作，它体现了人道主义精神。作为临终关怀人员，应根据患者的实际需要，因人而异地做好临终关怀工作，充分显示临终关怀的温暖和力量，使临终患者在人间温情的照顾下，舒适、安详、有尊严地度过人生的最后阶段。

参考文献

[1] 赵景芳，尤建良，百根海. 精神因素与癌[M]. 北京：中国中医药出版社，1991.

[2] 赵景芳，尤建良，徐海锋. 中医微调治癌法[M]. 北京：人民卫生出版社，2004.

[3] 刘艳，刘锦平. 癌症心理研究[M]. 成都：四川大学出版社，2005.

[4] 黄雪薇，杨润涛，王秀利. 癌症的整合医学心理防治[M]. 北京：人民卫生出版社，2011.

[5] 陈璐. 癌症患者的心理疏导技术[M]. 北京：人民卫生出版社，2013.

[6] 罗素霞. 癌症康复[M]. 郑州：河南科学技术出版社，2011.

[7] 何裕民. 从心治癌[M]. 上海：上海科学技术出

版社，2010.

[8] 沈雁英，代宏，朱建国. 肿瘤心理学[M]. 北京：人民卫生出版社，2010.

[9] 唐丽丽，王建平. 心理社会肿瘤学[M]. 北京：北京大学医学出版社，2012.

[10] 唐丽丽. 肿瘤患者身心重塑与功能锻炼[M]. 北京：人民卫生出版社，2010.

[11] 李凌，蒋柯. 健康心理学[M]. 上海：华东师范大学出版社，2008.

[12] 简.奥格登[英]，严建雯等译. 健康心理学（第3版）[M]. 北京：人民邮电出版社，2007.

[13] 汤钊猷. 现代肿瘤学（第2版）[M]. 上海：上海医科大学出版社，2000.

[14] 潘芳，吉峰. 心身医学（第2版）[M]. 北京：人民卫生出版社，2013.

[15] 沈雪妹，耿德勤，陈建云. 医学心理学[M]. 上海：上海交通大学出版社，2006.

[16] 王茂斌. 康复医学[M]. 北京：人民卫生出版社，2009.

[17] 孙广仁. 中医基础理论[M]. 北京：中国中医药出版社，2013.

[18] 张其成. 中医哲学基础[M]. 北京：中国中医药出版社，2012.

[19] 傅安球. 实用心理异常诊断矫治手册[M]. 上海：上海教育出版社，2005.

[20] CCMD—3中国精神障碍分类与诊断标准第三版[S].

[21] 瓦尔.西蒙诺维兹，彼得.皮尔斯[英]，唐蕴玉译. 人格的发展[M]. 上海：上海社会科学院出版社，2006.

心理健康与癌症防治

后 记

    历经大半年，本书终于得以问世。由于作者本身工作繁忙，写作时间都是尽量在工作之余、节假日中一点点挤出来，尤其是今年春节假期基本都是在阅读和写作中度过，不可谓不辛苦。但看到书稿最终得以完成并顺利出版，将我们长期以来在癌症心理援助领域的研究和实践进行系统的总结，交出了一份还算比较满意的答卷，想到这本书能够对广大患者和民众产生哪怕只有一点的启发和帮助，我们所付出的一切也都值得了。

    本书在写作和出版过程中得到了以下人士的倾情相助。本书顾问赵景芳教授和徐海锋先生分别从中医临床和语言文字的角度为本书进行审稿、校对，江阴市癌症康复协会会长吴恂远先生及其领导的癌康会不仅对本书的创作过程、也对作者一直以来的研究和实践工作给予了大力支持和关心，中国抗癌协会癌症康复工作委员会主任史安利教授和江苏省癌症康复组织联席会主席孔祥顺先生欣然应邀为本书作序，本书特约编辑唐麒先生也为本书的顺利付梓出版做出了许多努力，整个"粉红心光"乳腺癌心理援助项目团队也在其中展现了一贯的精诚协作与团结信任。在此特向以上各位人士表示衷心的感谢和由衷的敬意。